Peter Pukownik

Das Gesundheitsbuch der hl. Hildegard von Bingen

Peter Pukownik

Das Gesundheitsbuch der hl. Hildegard von Bingen

Die besten Rezepte der Hildegard-Medizin

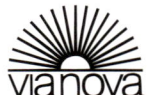

via nova

4

Inhalt

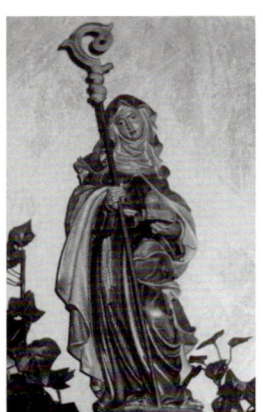

Die heilige Hildegard von Bingen (1098–1179).

»**Dinkel macht frohen Sinn und frisches Gemüt. Er heilt den Menschen innerlich.**«

Die Krankheiten und Beschwerden 64

*Fenchel hilft beson-
ders Säuglingen bei
Bauchkrämpfen.*

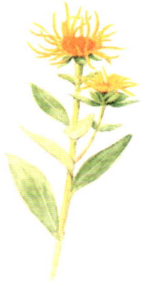

Alant

**Alant gegen
Lungenschmerzen.**

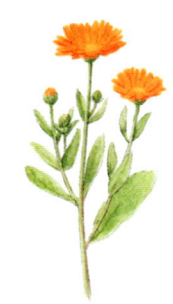

*Die Ringelblume
wirkt sowohl
innerlich als auch
äußerlich.*

**Mit Dinkel,
Mandel und
Edelkastanie das
Immunsystem
stärken.**

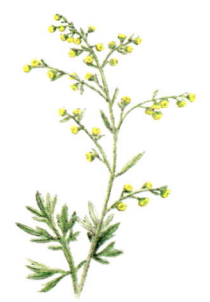

Wermut, »der wichtigste Meister gegen alle Erschöpfungen«.

»Die Schafgarbe hat gesonderte und feine Kräfte für Wunden.«

Vorwort

···································· ◆ ····································

Dieses Buch ist
für gesunde
und kranke
Menschen, die
wissen wollen,
was die Hildegard-
Heilkunde leisten
kann.

Dieses Buch entstand in der Praxis und aus der Praxis. Es richtet sich an Patienten, die in ihrem Leben etwas verändern möchten, um den Gesundungsprozess zu gewährleisten, aber auch an gesunde Menschen, die auf der Basis einer Ernährungsheilkunde größtmögliches körperliches und seelisches Wohlbefinden erlangen möchten.

Hildegard-Therapeuten können sich schließlich einen Überblick verschaffen und ihren Patienten das Buch zum Einlesen in die Hildegard-Heilkunde empfehlen. Denn je informierter der Patient ist, desto besser erkennt er, worauf es ankommt; er macht viel besser mit und legt damit den Grundstein für eine fruchtbare Zusammenarbeit.

DIE BASIS DER HILDEGARD-HEILKUNDE

Im ersten Teil dieses Buches werden die grundlegenden Heilmittel der Hildegard von Bingen vorgestellt. Diese sogenannten Universalmittel stellen die Basis ihrer Ernährungslehre dar und können Gesunden wie auch Patienten uneingeschränkt empfohlen werden.

Wollen Sie sich mit der Hildegard-Heilkunde vertraut machen und mit Hilfe dieses Buches Veränderungen in Ihrem Leben vornehmen, müssen Sie sich erst einmal eine gewisse Basis oder – machen wir uns die Terminologie aus dem Eistanz zunutze – die »Pflicht« erarbeiten. Sie besteht einerseits in der Umstellung des Denkens und im Verzicht auf unzuträgliche Lebensgewohnheiten, andererseits – und darum geht es schwerpunktmäßig in diesem Buch – im richtigen, hildegardischen Essen: Sie beschäftigen sich fortan mit Dinkel, den Gewürzen Galgant, Bertram, Quendel, ferner mit Herzwein, Fenchel und Edelkastanie und integrieren diese Heilmittel nach und nach in Ihren Speiseplan. Die »Kür« sind dann die übrigen Hildegard-Mittel – ob Gewürze, Lebensmittel oder

Verändern Sie
langsam mit
Dinkel, Galgant,
Bertram und
Quendel Ihren
Speiseplan.

Medikamente -, die von Fall zu Fall eingesetzt werden können, aber immer auf der Basis aufbauend. Sie werden im zweiten Teil des Buches erklärt.

DIE BEHANDLUNG IHRER BESCHWERDEN

Der zweite Teil nun ist nach den einzelnen Beschwerden gegliedert. Hier können Sie nachlesen, welche Heilmittel speziell bei Ihrer Krankheit angewendet werden können. Ich

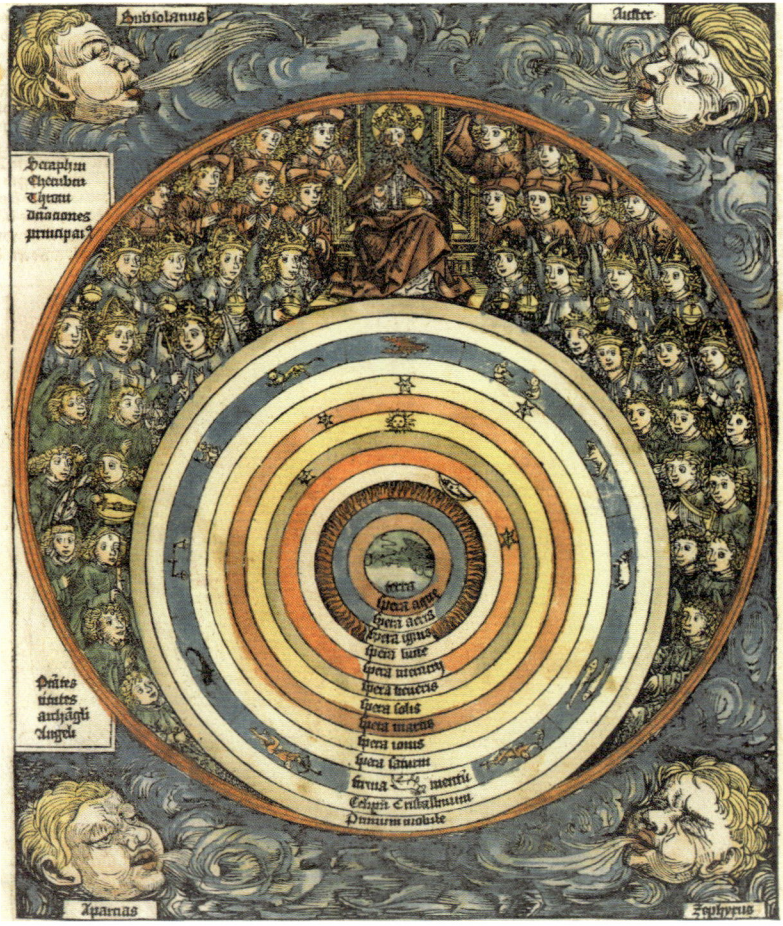

Mittelalterliches Weltbild mit der Erde im Zentrum, umgeben von den 13 Sphären und den vier Winden.

Geben Sie Ihrem Organismus Zeit für die Umstellung auf die Hildegard-Heilmittel!

möchte aber ausdrücklich betonen, dass Sie – wenn Sie ein (schulmedizisches) Medikament, das Ihnen verschrieben wurde, reduzieren, ganz weglassen oder durch ein Hildegard-Mittel ersetzen möchten – dies prinzipiell mit dem behandelnden Arzt oder Heilpraktiker absprechen sollten. Er muss unbedingt darüber informiert sein, was Sie einnehmen oder auch nicht, um die Gesamtübersicht zu behalten. Eine solche Umstellung kann auch nicht von heute auf morgen erfolgen. Geben Sie Ihrem Organismus die nötige Zeit dazu! Handeln Sie aber bitte nicht auf eigene Faust! Dies bezieht sich selbstverständlich nicht auf die Behandlung vorübergehender und/ oder kleinerer Beschwerden wie beispielsweise Schnupfen, Husten oder Konzentrationsstörungen.

Ich möchte Sie auch anregen, die verschiedenen Heilmittel der Hildegard von Bingen einmal außerhalb ihres Rahmens zu betrachten und zu versuchen, den roten Faden der Heilkunde vom Altertum über die heilige Hildegard bis zur heutigen Naturheilkunde zu verfolgen. So wird die Hildegard-Heilkunde wunderbar integriert – zum Nutzen der Not leidenden Patienten. Man hätte dies natürlich noch ausführlicher machen können, aber ich habe versucht, die Ausflüge in andere Zeiten zu begrenzen, auch wenn man beim Studium der alten und neuen Literatur von einem regelrechten Jagdfieber gepackt wird.

Hildegards Heilkräuter – die »Apotheke der Natur« – werden heutzutage wieder entdeckt.

Manches mag Ihnen vielleicht anfangs unwichtig erscheinen. Lassen Sie es erst einmal so stehen. Wenn Sie dann im richtigen Moment daran denken, kann es Ihnen aber eine große Hilfe sein.

Zum besseren Verständnis Hildegards von Bingen habe ich an den entsprechenden Stellen immer sie selbst zitiert. Dies bringt sie uns näher und vermittelt ein ursprüngliches Gefühl für ihre schönen Texte. Diese Zitate sind aber größtenteils gekürzt wiedergegeben.

Ich wünsche allen Lesern, Ihnen und Ihrer Familie, viel Erfolg bei der Beschäftigung mit der Hildegard-Heilkunde und deren Umsetzung im täglichen Speiseplan.

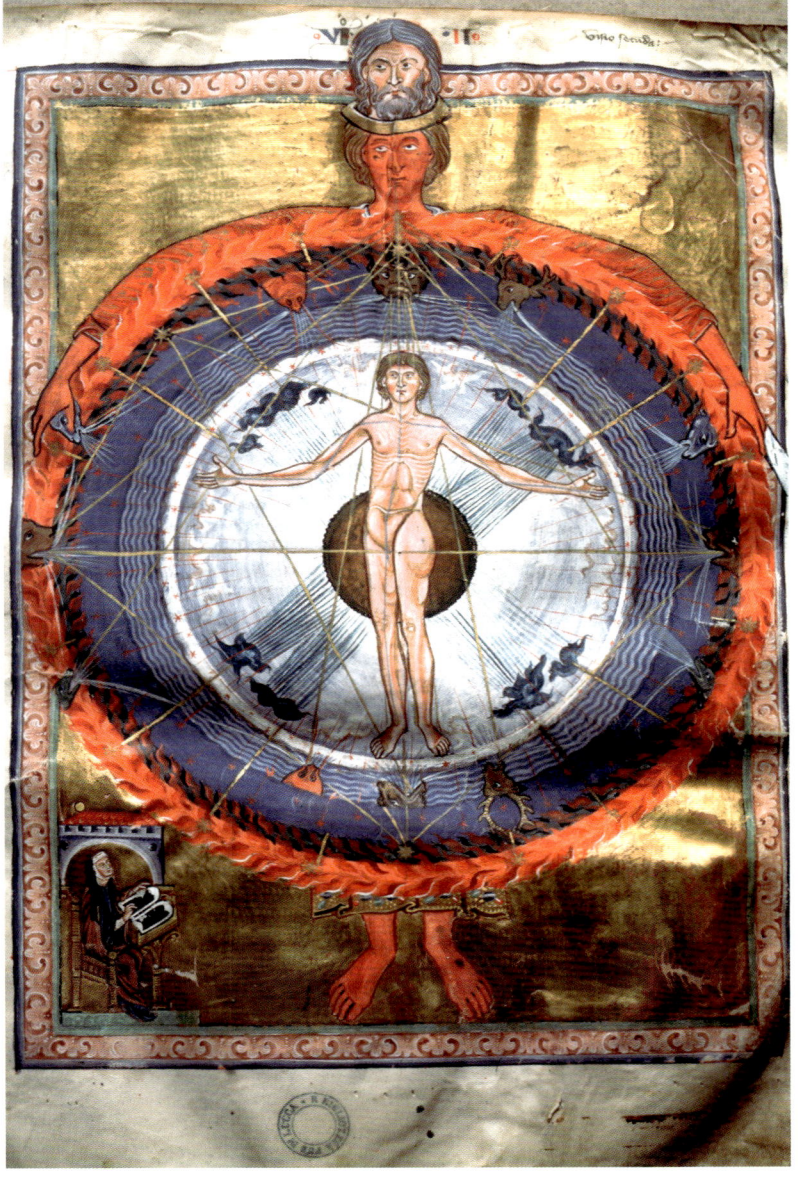

Gesundheit ist essbar!
Die heilige Hildegard von Bingen
beweist es uns!

Hildegard von Bingens Heilkunde

HILDEGARD VON BINGEN

Jedes Jahr am 17. September ist für alle Hildegard-Freunde ein besonderer Gedenktag, denn an diesem Tag des Jahres 1179 verstarb die berühmte deutsche Mystikerin Hildegard von Bingen.

Sie wurde 1098 in Bermersheim in Rheinhessen geboren – Hildegard-Freunde werden im nächsten Jahr, also 1998, ihren 900. Geburtstag feiern – und gilt heute als eine der größten Frauen des Mittelalters. Fast 40 Jahre lang schrieb sie theologische, psychologische und heilkundliche Werke, die in ihrer Bedeutung erst jetzt richtig erkannt und ausgewertet werden und wie geschaffen sind für unsere Zeit. Darüber hinaus schuf sie auch bedeutende musikalische Werke und unternahm weite Missionsreisen. Dabei kam sie u. a. bis nach Bamberg, Augsburg und rheinabwärts bis in die heutigen Niederlande. Überall hielt sie öffentlich Predigten, in denen sie vor allem die Missstände der Kirche und das Lotterleben der Kleriker rügte. Sie wollte damit die vom Verfall bedrohte Kirche der damaligen Zeit wieder aufrichten und festigen, was ihr teilweise gelang.

Hildegard von Bingen fasziniert nicht nur heute Zehntausende von Anhängern. Schon zu ihren Lebzeiten wurde sie vom Volk hoch verehrt, und nach ihrem Tod pilgerten viele Gläubige an ihren Schrein und beteten um Hilfe. Der Überlieferung nach geschahen viele Wunder an ihrem Grab. Der Bischof von Mainz war darüber nicht sehr erfreut, begab sich etwa fünf Jahre nach ihrem Tod an ihr Grab und verbot ihr diese Wunderheilungen. Und sie war ihren Vorgesetzten gehorsam über den Tod hinaus: Von Stund an geschahen am Grab keine Heilungen mehr.

VOM PAPST ANERKANNTE SEHERIN

Auch von den Großen dieser Welt wurde Hildegard damals geachtet und um Rat gefragt. Dies beweisen ihre berühmt gewordenen Briefe, von denen ca. 300 noch heute im Original erhalten sind. Sie redete aber diesen Damen und Herren beileibe nicht nach dem Munde, sondern las ihnen, z. B. Kaiser Friedrich Barbarossa, gehörig die Leviten, ohne Ansehen der Person. Sie wollte dadurch die Großen der Kirche und der Welt wieder auf den rechten Weg bringen. Als eine vom Papst – und damit vor der ganzen damaligen Welt – anerkannte Prophetin hatte sie gewisse Freiheiten, die sie auch reichlich nutzte.

Hildegard – Ärztin und Gelehrte, oder Übermittlerin göttlicher Eingebungen?

WOHER STAMMTE HILDEGARDS WISSEN?

Hildegard von Bingen hinterließ eine fortschrittlich anmutende Heilkunde und gab Rezepte für alle denkbaren Leiden an. Woher stammte dieses Wissen? Manche glauben, dass Hildegard ihre Erfahrungen als »erster weiblicher Arzt« niedergeschrieben hatte. Dr. Gottfried Hertzka, Arzt und Autor zahlreicher Hildegard-Bücher, vertritt die Meinung – der auch ich mich anschließe –, dass Hildegards Medizin zum Zeitpunkt der Niederschrift noch keine Erfahrungs- oder Volksheilkunde war; vielmehr habe sie alles, was sie schrieb bzw. diktierte, aus der Erkenntnis des »inneren Lichtes« geschöpft, wie sie selbst es nannte. Schon als Kind hatte sie die »Gabe des Sehens« und erschreckte und erstaunte damit ihre Umgebung. Sie schrieb Dinge, die die Wissenden der damaligen Zeit noch nicht kannten. Beispielsweise zeigte sie schon damals in ihren Schriften die Gefährdung des Menschen

Die große Seherin mit ihren Mitarbeitern.

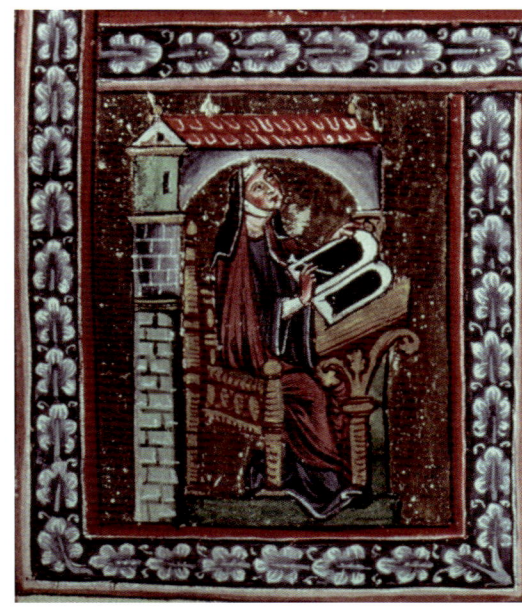

und seiner Umwelt auf und beleuchtete dabei Hintergründe und Zusammenhänge, die durch die modernen Wissenschaften heute erst langsam erforscht und auch bestätigt werden. So nimmt es nicht wunder, dass sie von ihren Zeitgenossen »prophetissa teutonica« oder auch »Seherin vom Rhein« genannt wurde.

HILDEGARDS MEDIZINBÜCHER

Wissenschaftler erbringen heute den medizinischen Nachweis für die Heilmittel und Rezepte, die Hildegard vor 800 Jahren beschrieben hat.

Hildegard verfasste u. a. zwei leider nicht mehr im Original erhaltene Medizinbücher, die heute die Grundlage der Hildegard-Heilkunde sind, die »Physica« (Die Heilmittel) und »Causae et curae« (Ursachen und Behandlungen der Krankheiten). Letzteres hat Prof. Dr. Hugo Schulz – bekannt durch das arndt-schulzsche Gesetz 1931/32 – kurz vor seinem Tod übersetzt. Alle von mir verwendeten Zitate stammen aus diesen beiden Büchern. Das Vorwort dazu schrieb ein Freund von Hugo Schulz: Prof. Dr. Ferdinand Sauerbruch. Es haben sich also schon sehr namhafte Persönlichkeiten mit Hildegard und ihren Werken auseinandergesetzt.

Aber nicht nur die Medizin findet Interesse an Hildegard von Bingen. Im Laufe der Jahrhunderte bis heute wurden ihre theologischen Werke immer wieder gesichtet und studiert. Es wurde – und wird heutzutage wieder – in Erwägung gezogen, sie zur offiziellen Kirchenlehrerin zu erheben. Sie wäre dann nach der heiligen Theresa von Avila und der heiligen Katharina von Siena die dritte Frau überhaupt, der diese hohe Ehre widerfährt. Da sie vor der Reformation lebte, wird sie gleichermaßen von evangelischen und katholischen Christen geachtet und verehrt.

Sie war also eine echte »Emanze« in einer Zeit, in der nur Männer das Sagen hatten, und vertrat Standpunkte, derentwegen man sie heute, wie der Arzt und Theologe Dr. Dr. Berkmüller einmal sagte, eigentlich »die erste Grüne« nennen müsste. Sie selbst nannte sich nur bescheiden die »Posaune Gottes«.

HILDEGARDS WELT- UND MENSCHENBILD

Um Hildegard von Bingens Natur- und Heilkunde verstehen zu können, müssen wir zunächst einmal ihre Sicht der Welt und des Menschen betrachten und einen kurzen Ausflug zurück in das Mittelalter unternehmen. Hildegard sieht die Welt – den Kosmos – als universales Ordnungsgebilde, das aus den vier Elementen Feuer, Wasser, Erde und Luft besteht. Im Zentrum dieses Kosmos steht der Mensch (Bild Seite 11). Er ist in seiner Ganzheitlichkeit, also mit Körper, Seele und Geist, darin eingebunden. Die vier Elementarkräfte halten nicht nur die Welt zusammen, sondern gestalten darüber hinaus auch das menschliche Gefüge, den Mikrokosmos des Menschen. Dementsprechend ist der Mensch von der Natur abhängig, weil er eben ein Teil dieser Natur ist. Im Gegenzug hat der Mensch auch wiederum eine Ausstrahlung auf den Kosmos, d. h., durch sein Tun kann auch der Mensch die Welt verändern, das natürliche Gefüge durcheinander bringen – im Positiven wie im Negativen.

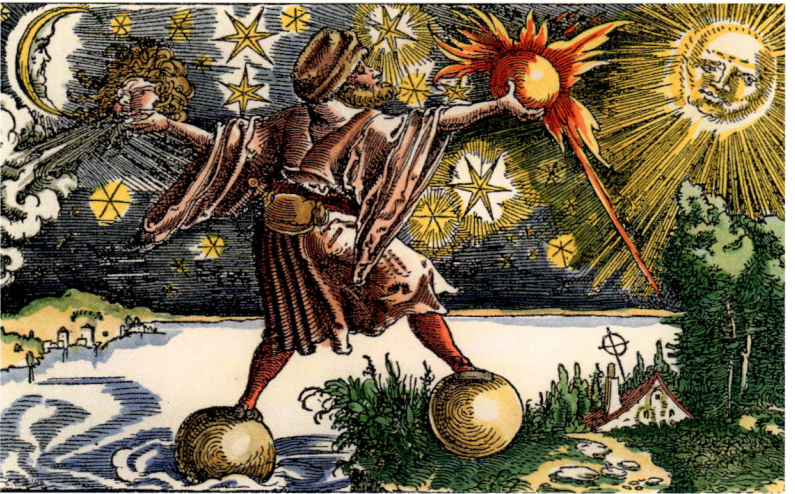

Feuer, Wasser, Luft und Erde – die vier Elemente, aus denen nach Hildegard der Mensch geformt wurde.

DIE VERANTWORTUNG DES MENSCHEN

Über diesem gesamten, verflochtenen Gefüge thront Gott. Der Mensch, von ihm geschaffen, steht dabei immer in Bezug zu ihm, Gott drückt sich im Menschen aus. Als Gottes höchstes Geschöpf und als Zentrum des Kosmos trägt der Mensch nicht nur Verantwortung für sich im Privaten, sondern auch für seine Mitmenschen und seine Umwelt – also für das ganze Universum. Diese Verantwortungsethik ist ein wichtiger Aspekt bei Hildegard: Der Mensch ist sowohl für seine Umwelt als auch für sich und seine Gesundheit verantwortlich! Das bedeutet für uns konkret, dass wir den uns anvertrauten Körper pflegen und gesund erhalten müssen. Damit sagt Hildegard auch deutlich, dass ihre Heilkunde ein Werkzeug für die geistige Reifung des Menschen ist.

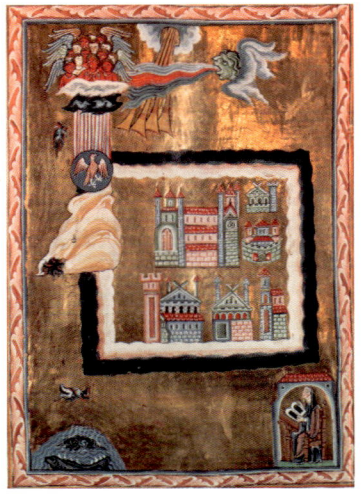

Nach Hildegard drückt sich Gott in allen Geschöpfen aus, also auch in uns.

KRANKHEIT ALS »MANGEL AN SEIN«

Daraus erklärt sich auch die ganzheitliche Sicht des Menschen: Sie umfasst den Leib, also den materiellen Körper, die Seele und auch die Beziehung des Menschen zu Gott und zu seinen Mitmenschen, also seine religiös-sittliche Haltung. Keines kann ohne das Andere bestehen. Das Ziel ist nicht nur die körperliche Gesundheit, sondern gleichzeitig auch das seelische Heil. Gesundheit und Heil greifen untrennbar ineinander, da Hildegard ja den ganzen Menschen im Blick hat. Krankheit entsteht in diesem Sinne durch alles, was diese Ganzheitlichkeit stört, besteht in einem »Mangel an Sein«, im Unterlassen, Verfehlen, Verfremden und Unterbleiben.

Für Hildegard ist der Mensch eine untrennbare Einheit von Körper, Seele und Geist.

KRANK MIT LEIB UND SEELE

In der naturwissenschaftlich orientierten Medizin hingegen wurde dieser Aspekt bisher weitgehend außer Acht gelassen, meist standen nur die Krankheitssymptome im Mittelpunkt.

Man wurde und wird zum größten Teil heute noch nur vom Symptom her eingestuft und behandelt, nicht selten nach Weisungen von Leuten, die lediglich die Laborwerte gesehen haben und den Patienten gar nicht zu Gesicht bekamen. Patienten und Therapeuten spüren aber heute zunehmend, dass hier etwas Grundlegendes versäumt worden ist – man hat einfach vergessen, dass der Mensch als Person wahrgenommen werden muss. Als ganzer Mensch mit Leib und Seele ist er krank oder gesund, und er will auch als ganzer Mensch mit seiner Krankheit angesprochen und behandelt werden.

GESUNDHEIT ALS LEBENSLAGER PROZESS

Hildegard sieht Gesundsein und Gesundbleiben als lebenslangen, kreativen Prozess an. Man muss aktiv etwas dafür tun, um körperliches und seelisches Wohlbefinden zu erlangen und zu erhalten. Als die vier wichtigsten Säulen auf diesem Weg nennt Hildegard die Diät, die Ausleitungsverfahren, das Fasten sowie die Heilmittel. In diesem Buch werden wir uns auf Letztere, genauer gesagt, auf den Bereich der Lebensmittel, konzentrieren.

DIÄT

Diät bedeutet bei Hildegard nicht Kalorien reduzieren, abnehmen und dem Idealgewicht näher kommen. Vielmehr versteht sie darunter in umfassender Weise die »rechte« Lebensführung, die Gesundheit und Heil verspricht. Nach Hildegard möchte jede Krankheit dem Kranken mitteilen, was er in seinem Leben falsch macht. Diät in diesem Sinne kommt dann fast einer Buße gleich: erkennen, was man bisher verkehrt gemacht hat, und dann sein Leben auf allen Gebieten so ändern, dass der Krankheit der Boden entzogen wird, damit sie ausheilen kann. Dazu gehören nicht nur die passenden Medikamente, sondern vor allem auch die Änderung der bisherigen Lebensgewohnheiten. Das betrifft zum

Krankheit deutet bei Hildegard auf eine falsche Lebensführung hin. Mit Hilfe der Diät – worunter Hildegard die »rechte« Lebensführung versteht – kann man sie jedoch bekämpfen.

Ein ausgewogener Lebensrhythmus, die regelmäßige Reinigung von Körper und Seele sowie eine Ernährung mit »heilenden« Lebensmitteln versprechen nach Hildegard körperliches und seelisches Wohlbefinden.

Ersten das Essen und das Trinken und auch, wie man dieses zu sich nimmt, ob man ganz nebenbei gedankenlos oder aber bewusst und mit der nötigen Ruhe isst und trinkt. Weiterhin sind der richtige Rhythmus von Schlafen und Wachen, das Beachten der Rhythmik der Mondphasen, der bewusste Umgang mit der Natur sowie ein ausgewogener Haushalt der Macht der Leidenschaften und Affekte wichtig. Und alles unter der Maxime: *»Das rechte Maß«*. Hildegard nennt dies *»Discretio«*.

AUSLEITUNGSVERFAHREN UND FASTEN

Die Hildegard-Heilkunde kennt zahlreiche Ausleitungsverfahren: angefangen von der normalen Ausleitung über den Darm durch den regelmäßigen Stuhlgang, über die Nieren durch ausreichend Urinabgabe, über die Atmung durch Wegatmen von Stoffwechselgasen, über die Haut durch entsprechendes Schwitzen bis hin zu dem heute sicherlich etwas archaisch anmutenden Aderlass. Sie alle haben das Ziel, den Körper zu entgiften und zu reinigen. Dies betrifft auch das gezielte Heilfasten (Seite 156ff.), es stellt eine Reinigung von Körper und Seele dar.

HEILMITTEL

»Viriditas« – die heilende »Grünkraft« – ist in allen Lebensmitteln enthalten, die uns Hildegard empfiehlt.

Eine wichtige Säule ist auch der Komplex der Heilmittel mit der in ihnen enthaltenen *»Viriditas«*.

Diese heilende »Grünkraft« muss dem Körper ständig zugeführt werden und hilft dem Menschen, mit den körperlichen und seelischen Beschwernissen des Lebens fertig zu werden. Diese »Grünkraft« können wir überall finden, in Speisen wie in Getränken, in der Luft, in den Edelsteinen, wo die »Grünkraft« durch die Übertragung der Schwingung auf den menschlichen Körper positiv einwirken kann. Wir bauen sogar durch unsere positiven Gedanken und unser positives Handeln, gemäß Hildegard, diese »Grünkraft« im Körper auf. Natürlich verlieren wir sie auch wieder durch die Laster.

HILDEGARDS ERNÄHRUNGS-HEILKUNDE

Gehen wir hier nun näher auf den Aspekt der Ernährung ein. Hildegard-Verordner betonen den Unterschied zwischen Nahrungsmitteln und Lebensmitteln; Letztere sind Mittel zum Leben und tun dem Körper auf jeden Fall gut. Nahrungsmittel hingegen können in ihrer Wirkung auch negativ sein wie beispielsweise die Küchengifte (Seite 21). Sie beschreibt zahlreiche Lebensmittel oder Gewürze bezüglich ihrer Wirkung auf den menschlichen Körper sowie seiner Seele und seines Geistes. Sie schreibt z. B., dass Dinkel »*den Menschen froh macht*«, dass Fenchel »*ihn fröhlich macht*«, dass Muskatnuss »*das Herz öffnet*«, dass Bertram »*den Verstand stärkt*« usw.

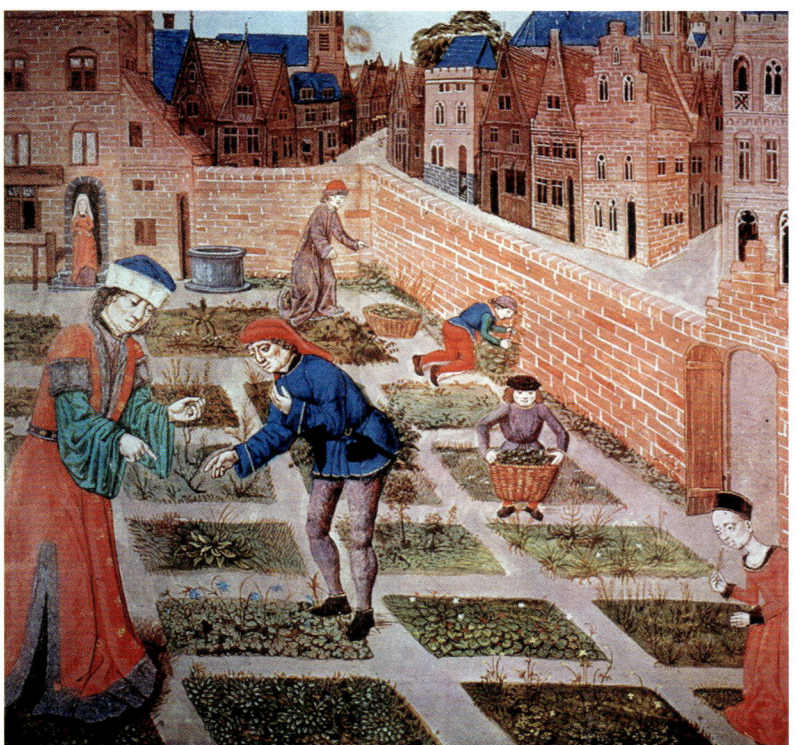

Ein mittelalterlicher Kräutergarten, in dem ein Arzt Heilpflanzen für die Behandlung eines Kranken aussucht.

Dabei differenziert sie wiederum sehr genau zwischen Dingen, die dem einen Menschen gut tun und dem anderen schlecht bekommen. Sie nennt dies *»Subtilität«*.

Aufgrund dieser Subtilität kann man ganz individuell für jeden Patienten einen Speiseplan aufstellen, der dem Kranken neben den Medikamenten und der geistigen Einstellung bei der Ausheilung seiner Beschwerden hilft, schneller und besser mit seiner Erkrankung fertig zu werden und auch geistig an der Krankheit zu reifen – denn hier liegt ja der eigentliche Grund einer Erkrankung.

DIE PFLANZEN UND IHR HEILWERT

Hildegard beschreibt in ihren Schriften sehr konkrete Krankheitsbilder und gibt gezielte therapeutische Hinweise, wobei sie aber jedes Mal den ganzen Menschen mit Leib und Seele mit einbezieht. 213 Pflanzen und Bäume hat Hildegard auf ihren Heilwert hin beschrieben. Sie setzt aber auch z. B. die Schwingungen der Metalle und Steine mit ein, greift dabei allerdings nicht auf eine Tradition der damaligen Zeit zurück, sondern stellt erstaunliche Zusammenhänge dar, die weder damals bekannt waren noch heute erforscht sind, jedoch durch die Praxis und die heutige Wissenschaft immer wieder bestätigt werden.

Die Universalmittel – Dinge, die jedem Menschen gut tun – entsäuern den heute meist total übersäuerten Körper. Das ist nicht nur in körperlicher Hinsicht gemeint, sondern auch in psychischer. Nicht umsonst sagen wir, jemand ist »stocksauer«.

UNIVERSALMITTEL

Von eimgen Lebensmitteln, Pflanzen und Gewürzen kann man sagen, dass sie grundsätzlich bei allen Personen eingesetzt werden können – in der Hildegard-Heilkunde spricht man dabei von den sogenannten Universalmitteln. Dies sind z. B. Dinkel, Fenchel, Galgant, Quendel, Bertram, Wermut usw. Universalmittel sind also Mittel zum Leben – sprich: Lebensmittel –, die ohne Einschränkung jedem, der sie zu sich nimmt, gut tun oder sogar heilend wirken, ohne dass sie negative Reaktionen bei ihm auslösen können.

KÜCHENGIFTE

Andere Nahrungsmittel- ich schreibe hier bewusst nicht »Lebensmittel« – lehnt sie als nicht bekömmlich völlig ab. Sie beschreibt sie als »*schlecht für Gesunde und Kranke*«. In der Hildegard-Heilkunde spricht man dann von den »Küchengiften« – ein Wort, das vom Altvater und Erneuerer der modernen Hildegard- Heilkunde, Dr. Gottfried Hertzka, geprägt worden ist.
Diese Küchengifte – also die in der Küche verwendeten Nahrungsmittel, die dem Körper mehr schaden als nutzen – sollte jeder Kranke und jeder, der gesundheitlich angeschlagen ist, ausnahmslos meiden, weil sie seine Widerstandskraft schwächen und einen eingeleiteten Heilungsprozess behindern.
Wenn jemand völlig gesund ist oder gesund zu sein scheint, kann er diese Küchengifte maßvoll verwenden, wenn er unbedingt möchte. Er muss sich aber darüber im Klaren sein, dass ihm diese Mittel nicht gut tun, langsam, aber sicher seine Gesundheit untergraben und seine Widerstandskraft mindern. Hildegard meinte wohl, dass, wenn wir zwei Dinge essen, die dem Körper gut tun, und eines, das ihm schadet, die positive Kraft der zwei guten die negative Kraft des einen schlechten ausgleiche. Sie fügt aber hinzu, dass dies nur bei Gesunden zutreffe, nicht bei Kranken. »*Einem Gesunden schadet es nicht viel!*«, heißt es in der Sprache Hildegards.

Was uns gut tut und was uns schadet: die positive und die negative Kraft in unseren Nahrungsmitteln.

MEIDEN SIE DIESE KÜCHENGIFTE

FRÜCHTE

Gegen die im Frühjahr reifenden *Erdbeeren* entwickeln immer mehr Leute eine Allergie. Im Sommer sollten sie auf die *Pfirsiche* verzichten, die ebenfalls Allergieauslöser sind.
Im Herbst sind – besonders für Patienten mit Atemwegserkrankungen – die *Pflaumen* gefährlich.
Auch die *Heidelbeeren* (Blaubeeren) muss man hier mit aufzählen, da sie bei entsprechender Veranlagung oftmals Gicht und Rheumaanfälle auslösen können.

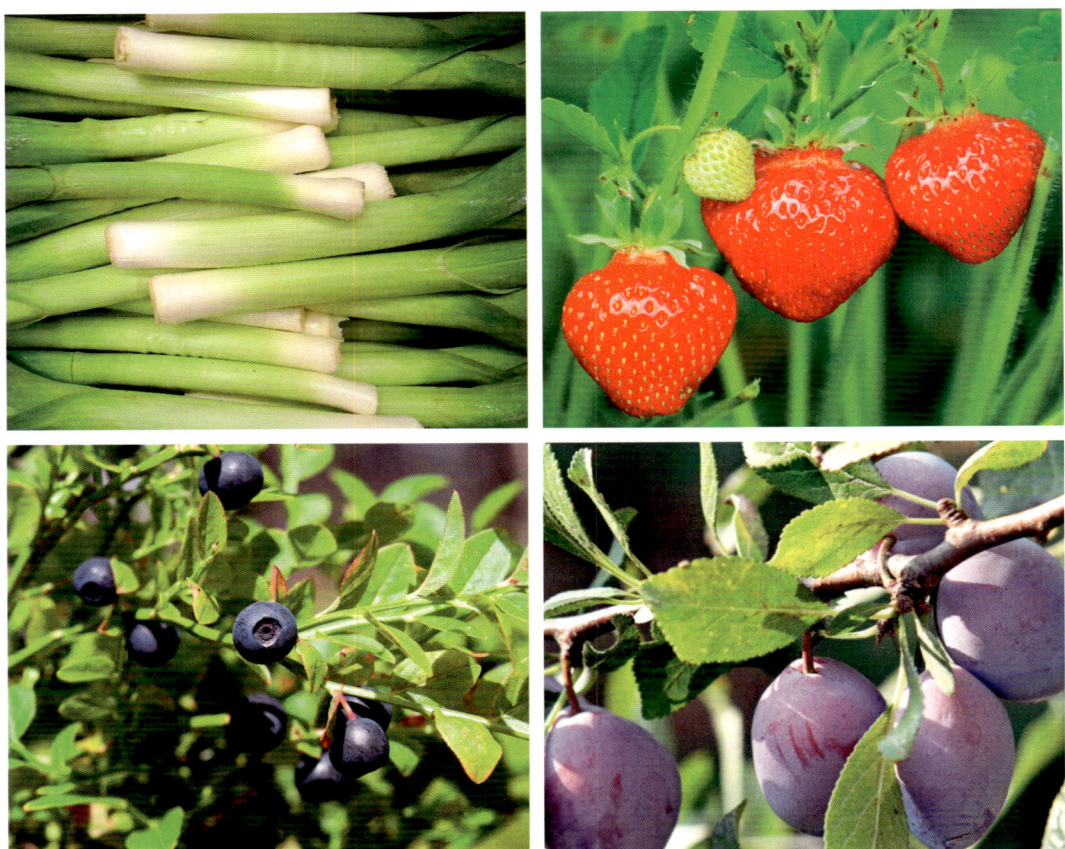

Die wichtigsten Küchengifte in der Lehre der heiligen Hildegard: Lauch (links oben), Erdbeere (rechts oben), Heidelbeere (links unten) und Pflaumen (rechts unten).

Ferner gehören *unreif geerntete* und auf den Markt gebrachte *Früchte* dazu, wie z. B. Kiwi und anderes Lagerobst, das in fernen oder nahen Ländern grün geerntet wird und dann langsam in Hallen oder auf dem Transport heranreift.

GEMÜSE

Im Winter sollten Sie mäßig bis keinen *Lauch* (Porree) zu sich nehmen, da er bei entsprechender Veranlagung oftmals Gichtanfälle auslösen kann, ähnlich wie die *Heidelbeeren*, besonders wenn er zusammen mit fettem Schweinefleisch gegessen wurde. Auch *Gurken mit Schalen* sollten Sie meiden.

MODERNE KÜCHENGIFTE

Hierzu kann man alle *cola-* und *koffeinhaltigen Getränke* zählen, die *konzentrierten Obstsäfte*, speziell aus Südfrüchten, und für manche Leute auch Mineralwasser und alle kohlensäurehaltigen Getränke.

Außerdem alle *künstlichen Süßen, Aromen* und *Farbstoffe* in der Nahrung, die *H-Milch* (in der Schweiz heißt sie»Uperisierte Milch«) und schließlich alle Konservierungsstoffe, von denen wir heute noch nicht einmal eine entfernte Ahnung haben, wie sie sich auf Dauer im menschlichen Körper auswirken.

Vergegenwärtigen Sie sich beim Kauf von Nahrungsmitteln stets Folgendes: Alles, was außerhalb des Körpers lange braucht, um sich zu zersetzen, braucht auch im Körper lange, um für den Stoffwechsel aufgeschlossen zu werden! Wenn Sie dies beachten, kaufen Sie bewusster ein.

An dieser Stelle möchte ich noch ein Wort über den weit verbreiteten »Vitaminfimmel« einfügen. Aufgrund unserer oft einseitigen, nährstoffarmen, aber »küchengiftreichen« Ernährung neigen wir dazu, alles, was uns fehlt, in Form einer Pille zu uns zu nehmen: beispielsweise Vitamine und Mineralien. In Amerika ist es sogar üblich, bereits zum Frühstück Vitamintabletten einzunehmen. Sollte tatsächlich ein bestimmter Mangel vorherrschen, ist gegen die gezielte und wohldosierte Aufnahme von Vitaminen und Mineralien nichts einzuwenden; ständigen Konsum – noch dazu ohne zwingenden Grund – lehne ich jedoch ab. Denn: Mit einer ausgewogenen Ernährung auf der Basis von Hildegards Universalmitteln führen Sie sich auf natürliche Weise all das zu, was Ihr Körper und Ihre Seele benötigen.

Wenn Sie Ihren Körper ständig mit Vitamin- und Mineralstofftabletten erziehen, kann er teilweise die Fähigkeit verlieren, sich diese Stoffe aus der natürlichen Nahrung zu holen.

VORREITERIN DER HEUTIGEN PSYCHOSOMATIK

Es gibt nur ganz wenige Rezepturen in der Hildegard-Heilkunde, bei denen – neben der körperlichen – nicht auch die Wirkung auf Gemüt, Gefühl, Verstand und Geist beschrieben wird. Ebenso liest man bei Hildegard immer wieder, dass unsere Gefühle und Gedanken, also das, was wir heute als den »seelischen Bereich« bezeichnen, unseren Körper stark beeinflussen.

Bei unmäßigem Zorn oder blinder Wut wird der Mensch oft krank. Der Gegensatz, also das Heilmittel der Wut, ist die Geduld, die »patientia«, wovon ja das Wort »Patient«, also der »geduldige Mensch«, abgeleitet ist. Uns sind diese Beziehungen heute unter dem Begriff »Psychosomatik« bekannt, womit die wechselseitige Beeinflussung von Körper und Seele gemeint ist. Dieser Begriff ist allerdings erst 150 Jahre alt – Hildegard schrieb über die Seele aber schon vor über 800 Jahren.

Heilkunde als Alternative zur Heiltechnik

Sind wir mit uns im Einklang, bleiben wir gesund; sind Seele und Körper in ihrer Harmonie gestört, werden wir krank – diesen Grundgedanken möchte uns Hildegard mit ihrer Heilkunde vermitteln.

Viele Gemütszustände, aus denen körperliche Krankheiten entstehen, beschreibt Hildegard sehr eingehend. Sie führt 35 negative und 35 positive Gemütszustände auf, die sie als Laster bzw. Tugenden bezeichnet und die eine krank machende bzw. eine heilende Wirkung von der Seele her auf den ganzen menschlichen Körper ausüben. Mit Tugend meinte Hildegard die Ausrichtung auf Gott – heute bezeichnen wir dies als »positives Denken« oder »positive Lebenseinstellung«. Das Ziel ist der innere Frieden, die Einheit mit der Natur, mit sich selbst, die uns das Heil und damit auch die Heilung bringt.

Mit ihrem ganzheitlichen Ansatz liegt Hildegard von Bingen genau im Trend unserer Zeit und findet deshalb bei Christen wie auch bei Nichtchristen Zustimmung.

In unserer heutigen Zeit, die geprägt ist von modernen »Wohlstandskrankheiten«, Umweltverschmutzung, Fehlernährung, Neurosen und psychosozialem Stress, tauchen vermehrt Grundfragen nach neuer Lebensbewältigung und -gestaltung auf. Auf dieser Suche bietet Hildegards Heilkunde – als Alternative zur Heiltechnik – einen hilfreichen Ansatz.

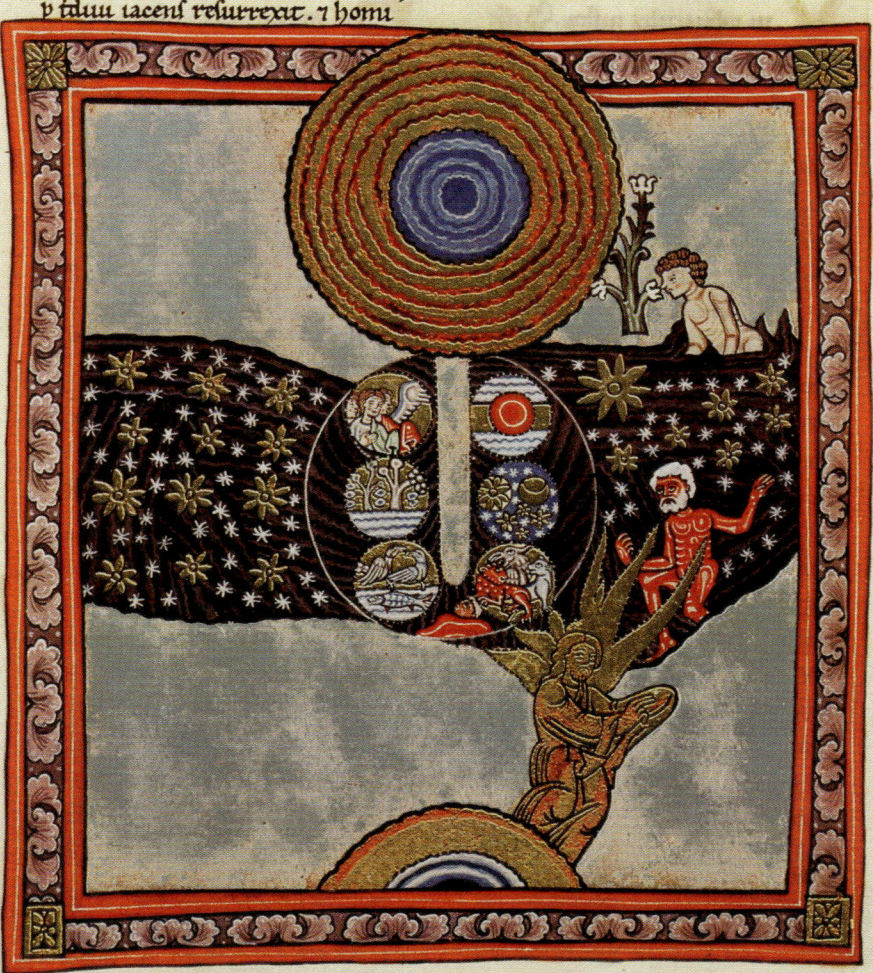

Quod homo secreta di ñ debet
plus scrutati.quā ipse uult manife

Quod filiꝰ di natꝰ in ſtare.
mundo morte sua diabolū supauit
ꞁ electoſ suos ad hereditatē suā re/

Verba olee de eade re. ſduxit
Qꝺ corpꝰ filiī di in sepulchro
p tiduu iacenſ resurrexat. ꞁ homi

in uia ueritatis de morte ad uitā
oſtenſa e̅. ſdū eoſ apparuit.

Qꝺ filiꝰ di a morte reſurgenſ.diſ
cipulis suiſ frequentꝰ ad corroboran/

Qꝺ filio di aſcendente ad pa/
tre̅.ſponſa eꞁ duuerſiſ ornametiſ fun/
ſdatae̅.

Die Grundmittel der heiligen Hildegard

Dinkel

Zunächst zu den sogenannten Universalmitteln. Universalmittel sind, wie schon erwähnt, alle jene, die jedem zu großem Nutzen gereichen, ohne zu schaden. Man muss sich also über ihre Verträglichkeit keinerlei Gedanken machen. Die Grundlage jeder auf der Hildegard-Heilkunde aufbauenden Therapie ist die Ernährung, und die Basis der Ernährung ist der Dinkel – das Universalmittel Nummer eins in der gesamten Hildegard-Heilkunde. Versuchen Sie, wenn Sie krank sind, langsam Ihre Kost auf Dinkel umzustellen, d. h., ihn in Ihre Normalkost mit aufzunehmen. Je schwerer Ihre Erkrankung ist, desto entschiedener sollten Sie diese Ernährungsumstellung auf Dinkel vornehmen.

Dinkel – das Urgetreide

Die Spelzen des Dinkelkorns sind so stark, dass sie sogar radioaktive Strahlung abhalten können. Nach der Reaktorkatastrophe von Tschernobyl beispielsweise, als ganze Landstriche radioaktiv verseucht waren, stellte man fest, dass das Korn nach der Entspelzung unbelastet war.

Dinkel war schon vor 8000 Jahren, kurz nach der letzten Eiszeit in Mittel- und Nordeuropa, weit verbreitet. Weizen kam dagegen »erst« vor ca. 5000 Jahren aus dem asiatischen Raum nach Europa und verdrängte, dank seiner größeren Erträge, langsam den Dinkel. Doch in den letzten Jahren stellt man immer genauer fest, dass der Dinkel tatsächlich das verträglichste Lebensmittel ist, das man sich vorstellen kann. Da das Korn durch die Spelzen optimal geschützt ist, können ihm schädliche Umwelteinflüsse, sogar radioaktive Strahlung, kaum etwas anhaben.

Früher ein Armeleuteessen

Früher wurde Dinkel oft in den unwirtlicheren Mittelgebirgen angebaut. Der Ortsname Dinkelsbühl in Franken zeugt heute noch davon. Während er damals ein Armeleuteessen war, tauchen heute viele dieser alten, einfachen Gerichte auf

Speisekarten als teure »Spezialität« in Feinschmeckerrestaurants wieder auf. Gut so, denn Dinkel ist wirklich eine Spezialität, die ihresgleichen sucht.

Da die Körner sehr fest in ihren Spelzen hängen, wurden inzwischen eigens Maschinen zum Entspelzen entwickelt. Freilich muss man genau den richtigen Reifezeitpunkt abpassen, da sonst beim überreifen Getreide die Körner leicht schon auf dem Feld herausfallen und man dann nur noch das sprichwörtliche »leere Stroh« drischt.

GRÜNKERN – UNREIF GEERNTETER DINKEL

Aus diesem Grund erntete man oft schon vor der vollen Reife und reifte das noch grüne Dinkelkorn anschließend künstlich auf der Darre nach. Es kam dann unter dem Namen Grünkern in den Handel, und in manchen Geschäften wird der Eindruck erweckt, als ob dies eine andere Getreideart sei. Dem ist nicht so. Das am Halm gereifte Korn ist aber wegen der natürlichen Reifung in den letzten entscheidenden Wochen viel vollwertiger und verträglicher als Grünkern. Man vergleiche nur einmal einen Apfel frisch vom Baum und einen im Lagerhaus künstlich gereiften, das wäre dasselbe. Grünkern ist und bleibt eben unreif geernteter Dinkel.

Der Dinkel ist anspruchslos und ertragreich. Er gedeiht auch noch in Lagen über 1000 Meter Höhe – ohne Dünge- und Spritzmittel und ohne besondere Bodenbearbeitung!

Nach Hildegard ist Dinkel das bekömmlichste Getreide und bildet die Grundlage für eine gesunde Ernährung.

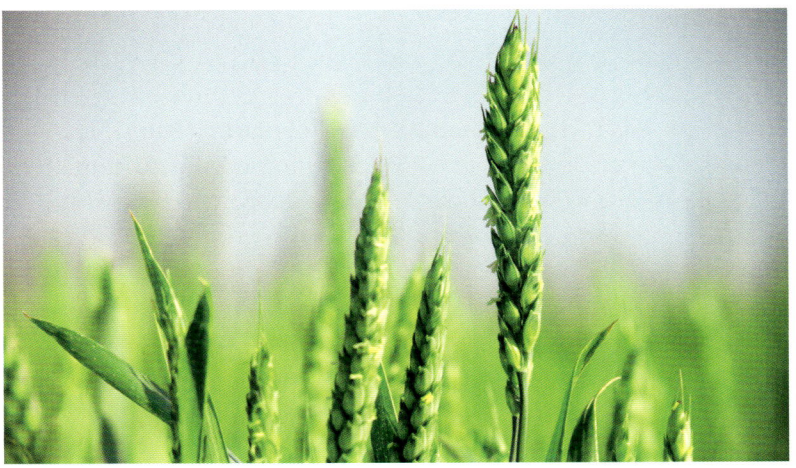

HILDEGARD ÜBER DEN DINKEL

Dinkel – das beste Getreide.

»*Der Dinkel ist das beste Getreide, und er ist warm und fett und kräftig, und er ist milder als andere Getreidearten, und er bereitet dem, der ihn isst, rechtes Fleisch und rechtes Blut, und er macht frohen Sinn im Gemüt des Menschen. Und wie auch immer die Menschen ihn essen, sei es in Brot, sei es in anderen Speisen, er ist gut und mild. Und wenn einer so krank ist, dass er vor Krankheit nicht essen* (kauen) *kann, dann nimm die ganzen Körner des Dinkels und koche sie in Wasser, unter Beigabe von Fett oder Eidotter, so dass man ihn wegen des besseren Geschmacks gern essen kann, und gib das dem Kranken zu essen, und es heilt ihn innerlich wie eine gute und gesunde Salbe.*«

BALLASTSTOFFE FÜR DEN DARM

Dinkel ist reich an Nährstoffen und hilft gegen viele Krankheiten, so z. B. gegen Magen-Darm-Störungen, Stoffwechseler-krankungen, Allergien, psychische Er-krankungen, Knochenleiden.

Da Dinkelkörner und -produkte im Körper basisch reagieren – im Gegensatz zu allen anderen Getreidearten, die den heute sowieso schon übersäuerten menschlichen Organismus noch belasten –, ist er nicht zuletzt deswegen besonders wertvoll für die menschliche Ernährung. Dinkel enthält in idealer Zusammensetzung Vitamine, organische Mineralien, Spurenelemente, Kohlenhydrate und Fette. Er enthält ferner 13,1 Prozent Eiweiß, also viel mehr als andere Getreidearten. Selbst ein Hühnerei hat nur 12 Prozent. Zusätzlich ist Dinkel auch reich an Ballaststoffen – da jubelt der Darm!

MIT DINKEL ESSEN SIE SICH GESUND

Dinkel ist zur Erhaltung oder Wiederherstellung der Gesundheit bestens geeignet, da er den Verdauungstrakt nicht so belastet wie andere Lebensmittel und weil die Inhaltsstoffe inklusive Eiweiß schon beim Kochvorgang – also unterhalb von 100° C – vollständig für die menschliche Ernährung aufgeschlossen werden. Bereits beim Frühstücksmüsli kommen Ihnen also die Nährstoffe des Dinkels zugute. Bei anderen Getreidearten erfolgt die Aufschließung des Eiweißes meist erst beim Backen, also bei Temperaturen über 130° C.

»DINKEL MACHT FROHEN SINN«

Das L-Tryptophan ist ein Stimmungsaufheller, den der Dinkel in ganz natürlicher Weise enthält. Er wird aber auch künstlich hergestellt. Vom Ausland eingeführt, ist er in den letzten Jahren allerdings stark in Verruf geraten, und bei einigen Chargen kam es zu negativen Reaktionen, die zum Teil sogar tödlich verliefen. Daraufhin wurde das L-Tryptophan bei uns zu Recht in dieser Art vorübergehend verboten. Man fand schließlich heraus, dass es aus teilweise genmanipulierter Hefe hergestellt worden war. Bei der Produktion dieser Hefe entstanden Verunreinigungen, die sich im Medikament in der Reinform tödlich auswirkten.

Glücklicherweise können wir mit einer dinkelreichen Ernährung diesen Stimmungsaufheller in gut verträglicher, nicht verunreinigter und nicht genmanipulierter Form zu uns nehmen und sind nicht auf künstlich hergestellte Medikamente angewiesen. Die positive Wirkung des Dinkels zeigt sich sowohl bei gesunden als auch bei kranken Menschen.

Hildegard drückt dies sehr bescheiden und schlicht aus, indem sie sagt, dass Dinkel *»frohen Sinn im Gemüt des Menschen macht«*.

REGULIERT DEN BLUTDRUCK

Das Universalmittel Dinkel enthält verschiedene Kohlenhydratarten, so dass beim Verdauungsvorgang ständig etwas davon an das Blut abgegeben wird. Dadurch wird immer nur relativ wenig Insulin auf einmal verbraucht. Man nennt dies die Bioverfügbarkeit. Bei einem Weizenweißbrot aus raffiniertem Mehl oder bei weißem Zucker werden alle Kohlenhydrate fast schlagartig freigesetzt, überschwemmen das Blut und erfordern hohe Mengen an Insulin. Wenn diese dann verarbeitet sind, kommt es nach kurzer Zeit zu Heißhungerattacken, weil das Insulinangebot im Blut noch zu hoch ist. Diese extremen Schwankungen kann man durch Dinkelkost vermeiden.

Unter Bioverfügbarkeit verstehen wir die kontinuierliche Abgabe von Kohlenhydraten an das Blut. Der Vorteil ist, dass auf diese Weise das Insulin nur langsam verbraucht wird, was besonders wichtig ist für Diabetiker.

HILFE FÜR DIABETIKER

Nach einer Dinkelmahlzeit kommt es durch dieses langsame Aufschließen zu einem relativ lang anhaltenden Sättigungseffekt. Davon profitieren besonders Diabetiker, die mit Dinkel oftmals unter Kontrolle ihres Arztes ihre Insulin- und Medikamentdosen langsam senken können und nicht mehr so hohen Blutzuckerschwankungen ausgesetzt sind, was sich sehr positiv auf die Gefäße auswirkt. So wirkt Dinkel schonend erwärmend und dadurch auch kreislaufstabilisierend, sowohl bei hohem als auch bei niedrigem Blutdruck.

REGT DAS IMMUNSYSTEM AN

Bei körperlicher Belastung, bei Stress oder einer Infektion erhöht sich automatisch die Menge Thiozyanat innerhalb kürzester Zeit drastisch – je besser dieser Vorgang im Körper funktioniert, desto stabiler ist unser körperliches Abwehrsystem.

Dinkel enthält ebenso Thiozyanat, eine gebundene Blausäure. Sie regt die Zellfunktion positiv an – das ist besonders wichtig für den Immunschutz. Während freie Blausäure ein Gift ist, ist sie in gebundener Form lebensnotwendig. Sie (Zyanin) wird im Körper durch Verbindung mit Schwefel zu Thiozyanat. Dieses regt das ganze Immunsystem an, speziell im wichtigen Darmbereich. Dort hat es vor allem eine entgiftende Funktion. Es ist kein Gegengift, vielmehr kann die Zelle, die durch ein Gift geschädigt ist, mit Hilfe des Thiozyanats entgegenarbeiten und sich dadurch regenerieren.

THIOZYANAT IM KÖRPER UND IN DER NATUR

In der normalen Körperflüssigkeit sind zwei bis drei Milligramm Thiozyanat pro Liter Serum enthalten. Der Körper versucht, diesen Spiegel immer aufrechtzuerhalten. Im Speichel und im Magen eines gesunden Menschen ist dieses Thiozyanat in besonders hoher Konzentration ständig vorhanden, und zwar zwischen 10 und 40 Milligramm. Es sorgt dafür, dass die Abwehr gegen schädigende Stoffe bereits im Magen beginnt. 60 Prozent des Thiozyanats entnimmt der Mensch seiner täglichen Nahrung, 40 Prozent synthetisiert der Organismus selbst. Wäre Letzteres nicht der Fall, könnte der Körper seinen Thiozyanatspiegel nicht so konstant halten.

THIOZYANATREICHER DINKEL

Durch unsere weit verbreitete, einseitige, thiozyanatarme Fast-foodernährung kommt es heutzutage häufig zu Abwehr-schwäche und größerer Infektanfälligkeit als bei einer norma-len oder Dinkelernährung. Die Konservierungsstoffe in der Industrienahrung – die schließlich zu den modernen Küchen-giften gehören – töten zudem auch die Abwehrstoffe im Darm ab und zerstören dort das lebensnotwendige Thiozyanat. Im Dinkel hingegen ist Thiozyanat in hohem Maße enthalten, in sehr viel höherem als in allen anderen Lebensmitteln. Aus diesem Grund ist er für die Gesundung von Kranken wie zur Gesunderhaltung von Gesunden äußerst wichtig – Ge-sundheit ist also essbar. Hildegard und ihre Ernährungsheil-kunde – in der ja der Dinkel die größte Rolle spielt – beweisen dies einwandfrei!

BESSERE WIDERSTANDSKRAFT AUCH BEI TIEREN

Tiere, die nach einer künstlich gesetzten Infektion den höchs-ten Thiozyanatspiegel hatten, bauten auch die meisten Anti-körper gegen Krankheitserreger auf und hatten die Krankheit am schnellsten überwunden. In der ehemaligen DDR wurden in den landwirtschaftlichen Produktionsgenossenschaften (LPGs) mit diesem Thiozyanat immer wieder Versuche in der Tierzucht durchgeführt.

So wurden beispielsweise 800 Kälber, die bei der Geburt 50 Ki-logramm wogen, 100 Tage lang mit Thiozyanat behandelt und wogen dann 102 Kilogramm. Die Tiere in der Vergleichs-gruppe ohne Thiozyanat, die sich zudem nach diesen 100 Tagen in einem schlechteren gesundheitlichen Zustand be-fanden, brachten hingegen nur 100 Kilogramm auf die Waage. Die Massenzunahme bei einem Jungtier ist das beste Zeichen für seinen Gesundheitszustand. Auch lagen bei den mit Thio-zyanat behandelten Tieren die allgemeinen Kosten für Medi-kamente und die Tierarztkosten weit unter dem Durchschnitt der Vergleichstiere, was ganz deutlich auf ihre stärkere Wider-standskraft hinweist.

Laut Prof. Dr. Weuffen, dem besten Erforscher des Thiozyanats, verfügten die aus Gefangenschaft heimkehrenden Soldaten nach 1945 über fast kein Thiozyanat mehr im Körper. Sie erholten sich aber schnell, wenn ihnen neben der ent-sprechenden Nahrung auch Thiozyanat als Medikament zu-geführt wurde.

Im Gegensatz zum Fastfood ist der besonders thiozyanatreiche Dinkel ein guter Schutz vor Infek-tionen.

ZIEGENMILCH UND DINKEL

In einem alten Pflanzenbuch mit dem Titel: »Neu vollkommen Kräuterbuch« von Jacobus Theodorus Tabernaemontanus aus dem Jahr 1731 kann man über Dinkel, der dort »Speltz« oder »Dünckel« heißt, für uns recht Interessantes nachlesen. Dort steht unter »Innerer Gebrauch der Speltz und Speltzenmähls«:

»Innerer Gebrauch der Speltz und Speltzenmähls« und Ziegenmilch bei Lungenerkrankungen – das wusste Hildegard bereits vor einigen Jahrhunderten!

»Auß dem Speltzenmähl machet man herrliche Breylein nicht allein vor die Gesunden / sondern auch vor die Krancken / die bereitet man mit Mandelmilch / mit Kühe oder andere Milch / Fleisch-Hüner und Kapaunenbrühen / wie es die Gelegenheit geben will. Solche Breylein müssen aber sehr wohl gekocht seyn / die sind nutzlich in den Kranckheiten der Brust und Lungen / dienen wider den Husten und die Lungensucht oder Schwindsucht / sind auch fast heilsam in allen Bauchflüssen.
In der Lungensucht (also der Tbc) *soll man solche Breylein mit Geißmilch zurichten / und damit sie in dieser Schwachheit umso dienlicher seyn mägen / soll man die Geiß mit lauter Speltz füttern und erhalten / und sie sonst nichts anderes essen lassen.«*

Dieser Abschnitt des Buches hat sehr viel Ähnlichkeit mit den Lehren Hildegards. Auch sie sagt, dass bei Lungenerkrankungen Ziegenmilch (oder Geißmilch) eine außerordentlich heilende Wirkung habe, und in modernen Lungenheilanstalten werden heute Patienten mit Ziegenmilch behandelt. Vom Dinkel kennen wir diese Heilkraft auch, und dass dann die Ziegenmilch noch wirksamer ist, wenn die Ziegen ausschließlich mit Dinkel gefüttert werden, ist gut vorstellbar.

DIE IDEALE KRANKENKOST

Dinkel sollte die Grundlage jeder Krankenkost sein, egal, ob bei Magenbeschwerden, Stoffwechselerkrankungen oder Allergien. Selbst bei psychischen Erkrankungen kann man Dinkel als Basistherapie anwenden, da er, wie bereits erwähnt,

den psychischen Aufheller L-Tryptophan enthält. Hauptein-
satzgebiete des Dinkels stellen Magen-Darm-Störungen (Seite
142) und die Fasten- bzw. Reduktionskur (Seite 159) dar.
Beachten Sie, dass Dinkel als Universalmittel mit all seinen
positiven Eigenschaften einen wichtigen, grundlegenden Beitrag zu Ihrer Ernährung leistet. Gewöhnen Sie sich daher an,
so viel Dinkel wie möglich auf Ihren Speisezettel zu setzen.

ABWECHSLUNGSREICHE DINKELKÜCHE

Keine Angst – wenn Sie Ihre Ernährung auf Dinkelkost um-
stellen wollen, wird es Ihnen dennoch nicht langweilig. Der
Dinkel ist nämlich sehr vielseitig verwendbar. Sie können das
Dinkelmehl als Kuchen, Brot, Brötchen oder Pfannkuchen
verbacken. Aber auch Suppen oder Brei können Sie mit dem
Mehl, den Flocken oder dem Grieß zubereiten oder ganze
Körner wie Reis in Salzwasser oder einer Gemüsebrühe kochen. Hildegard-Freunde verwenden dafür natürlich eine
Gemüsebrühe ohne das Küchengift Lauch, die sogenannte
Hildegard-Gemüsesuppe, die es als Fertigprodukt über die
Hildegard-Vertriebe gibt. Bereiten Sie den Dinkel süß oder
salzig zu, je nach Geschmack. Sie sollten ihn aber unbedingt
nur in Wasser kochen und nicht in Milch. Wenn Sie Milch mitverwenden möchten, z. B. bei einem Dinkelgrießbrei, dann
sollten Sie diese erst nach dem Kochvorgang in Wasser dazugeben: Also erst mit Wasser kochen, dann die Milch hineingeben und nochmals aufkochen.

Seit einiger Zeit wird sogar ein wohlschmeckendes Dinkelbier
hergestellt, das es sicher schon zu Lebzeiten Hildegards gegeben hat, aber im Lauf der Jahrhunderte in Vergessenheit geraten ist. Es schmeckt recht gut und ist sehr bekömmlich.

Zunächst zwei kerngesunde Gerichte, die schmecken und
gleichzeitig zur Gewichtsreduzierung und Verdauungsförde-
rung beitragen. Sie sättigen, ohne den Verdauungstrakt allzu
stark zu belasten.

**Das bietet Ihnen
die Dinkelküche:**
◆ **Dinkelkuchen**
◆ **Dinkelbrot**
◆ **Dinkelpfann-
   kuchen**
◆ **Dinkelnudeln**
◆ **Dinkelbratlinge**
◆ **Dinkelsuppe**
◆ **Dinkelsalat**
◆ **Dinkelmüsli**
◆ **Dinkelbier
   u.v.a.m.**

DINKELKÖRNER UND FENCHEL MIT KÄSE ÜBERBACKEN

◆

Zutaten
*ca. 40-60 g Dinkel-
körner (pro Person)
fertige Gemüsebrühe
Fenchel, Salz
Galgant
Bertram, Quendel
Fenchelkraut
Käsescheiben
Paprika, Mutter-
kümmelpulver
Butterflöckchen
hildegardisierter
Wein, Wasser*

Zubereitung: Dinkelkörner in der Gemüsebrühe im Schnellkochtopf 20–30 Minuten kochen. 10 Minuten später den Fenchel, ebenfalls in fertiger Gemüsebrühe, aufsetzen. Die beiden Brühen zusammengießen, mit den Gewürzen abschmecken, das grüne Fenchelkraut – klein gehackt – zugeben. Reichen Sie diese Suppe nun als ersten Gang zur Anregung der Magensäfte.

Dann die fertigen Dinkelkörner portionsweise auf die Teller verteilen, gekochten Fenchel darüber legen, mit Käsescheiben bedecken, mit Paprika und Mutterkümmelpulver bestreuen. Einige Butterflöckchen darauf geben und im Ofen nochmals ca. 5 Minuten überbacken.

Reichen Sie dazu einen hildegardisierten Wein, d. h., Sie brechen die Säure des Weines, indem Sie eine sehr kleine Menge Wasser dazugeben. Der Wein wird dadurch für den Magen bekömmlicher und sehr oft aromatischer.

DINKELKOPFSALAT

◆

Zutaten
*ganze Dinkelkörner
Salzwasser
fertige Gemüsebrühe
Weinessig, Öl
Kopfsalat, Gewürze*

Zubereitung: Die ganzen Dinkelkörner in leicht gesalzenem Wasser oder in einer fertigen Gemüsebrühe im Schnellkochtopf ca. 20-30 Minuten kochen und abseihen. Wenn Sie die Dinkelkörner einige Stunden vorher in etwas Wasser einweichen, werden sie schneller weich. Die gekörnte Gemüsebrühe genießen Sie als leichte Vorsuppe, um den Magen anzuwärmen und die Verdauungssäfte anzuregen. Heben Sie dann die noch warmen Körner unter den mit Weinessig, Öl und Gewürzen angemachten Salat.

Lassen Sie den Salat noch einige Minuten stehen, damit die Körner auch von dem Geschmack der Salatsauce etwas annehmen können. Der Salat sieht dann zwar nicht mehr ganz so schön aus, aber er schmeckt vorzüglich und bringt den Darm auf Trab. Trotz geringer Kalorienzufuhr fühlt man sich ausreichend gesättigt.

Sie können aber auch die ganzen Dinkelkörner mit Gewürzen und Kräutern als Salat anmachen. Dieser Dinkelkörnersalat schmeckt ebenfalls vorzüglich.

Hier weitere Tipps für Ihre dinkelreiche Basisernährung.

Tipp

Kauen Sie die Dinkelkörner intensiv – erst dann kommt der herzhafte Geschmack zur Geltung.

DINKELBRATLINGE

Zubereitung: Zwiebeln in Würfel schneiden, in Butter erhitzen und andünsten. Unter Umrühren Dinkelschrot ca. 5 Minuten mitrösten. Mit der Brühe ablöschen, 15 Minuten köcheln und dann ausquellen lassen. Eier, Gewürze, Kräuter unter die Dinkelmasse heben, zu kleinen Bratlingen formen und in Öl von beiden Seiten goldbraun braten.

Zutaten

1 Tasse Dinkelschrot
3 EL Butter
2 Zwiebeln, 2 Eier
½ l Gemüsebrühe
Bertram, Muskat
Galgant, Salz zum
Würzen, Majoran
Petersilie, Dill

FRISCHKORNMÜSLI

Zubereitung: Den grob geschroteten Dinkelgofio über Nacht in Wasser einweichen. Das frische Obst und die Milch – heiß oder auf Zimmertemperatur erwärmt – kurz vor dem Essen unter die aufgequollene Masse rühren. Sie können wahlweise auch Trockenobst verwenden. Ob Sie das Müsli süß oder salzig zubereiten, ist Geschmackssache.

Zutaten

1 Tasse Dinkelschrot
aus Gofio
frisches Obst (wahlweise Trockenobst)
Milch
Würze nach Belieben

DINKELGOFIO – GERÖSTETES »GOLD«

Die Ureinwohner der Kanarischen Inseln nannten die in einer Eisenpfanne gerösteten Dinkelkörner Gofio. Sie wurden unter ständigem Rühren geröstet, dann zu Mehl und/ oder Schrot weiterverarbeitet und schließlich verbacken oder gekocht. Manchmal wurden sie auch »roh« als ganze Körner gegessen.

Auch die römischen Legionäre haben ihren Weizen, den sie als Marschverpflegung mitführten und meist während ihrer Gewaltmärsche aßen, geröstet und so schneller und besser verdaulich gemacht.

WARUM RÖSTEN?

Tipp
Sondern Sie die Körner, die beim Rösten eine zu starke Dunkelfärbung annehmen, aus, und verwenden Sie sie später beim Dinkelkaffee.

Rösten kann und sollte man auch Dinkelkörner. Durch Erhitzen werden sie für die menschliche Ernährung vollständig aufgeschlossen – speziell das darin enthaltene Eiweiß; sie sind jetzt keine »Rohkost« mehr.

Rösten Sie die ganzen, trockenen Dinkelkörner in einer Pfanne (ohne Fett) , und erhitzen Sie sie einige Minuten lang unter ständigem Rühren mit einem Holzlöffel, bis sie goldgelb werden. Dabei knackt und knistert es ständig, weil die Körner durch das Erhitzen auseinandergehen und zum Teil sogar etwas aufplatzen. Wenn man vorher und nachher Menge und Gewicht der Körner miteinander vergleicht, stellt man fest, dass die Körner durch den Flüssigkeitsverlust um drei bis fünf Prozent leichter geworden sind, aber gleichzeitig um drei bis fünf Prozent an Volumen zugenommen haben.

Lassen Sie die goldgelb gerösteten Dinkelkörner nach dem Erhitzen in einer Porzellanschüssel ganz auskühlen, mit einem Holzlöffel umrühren. Nach völligem Erkalten geben Sie die Körner in ein luftdicht schließendes Gefäß mit Schraubverschluss zur Aufbewahrung und späteren Weiterverarbeitung. Legen Sie sich ruhig einen Vorrat davon an, durch das Rösten werden die Körner sogar haltbarer.

Der Dinkelkaffee ist ein basisches Getränk – die reine Wohltat für einen übersäuerten Magen!

DINKELKAFFEE ◆

Zubereitung: Für den Dinkelkaffee werden die Körner ebenso wie für Gofio geröstet (aber mit etwas stärkerer Hitze dunkelbraun), dann grob vermahlen und zu Kaffee verarbeitet.

Übergießen Sie das Mahlgut mit dem kochenden Wasser, dann 3 Minuten aufkochen und danach noch einige Minuten ziehen lassen. Mit etwas Milch schmeckt der Dinkelkaffee vorzüglich.

Zutaten
2–3 TL gemahlener Dinkelkaffee
ca. ½ l kochendes Wasser
etwas Milch

WAS IST ROHKOST?

Hildegard rät in der Ernährung des Kranken strengstens von Rohkost und »rohen Körnern« ab. Man muss jedoch klar unterscheiden zwischen dem, was man allgemein als Rohkost bezeichnet, und dem, was Hildegard darunter versteht: Für sie ist alles Rohkost, was entweder nicht gekocht ist oder nicht durch Gewürze, Weinessig und Kräuter für die menschliche Ernährung bekömmlich gemacht wurde. Das heißt also: Die rohe Mohrrübe, aus der Hand gegessen, ist für Hildegard Rohkost; dieselbe Mohrrübe, in rohem Zustand geraspelt und roh als Salat mit Gewürzen, Kräutern, Weinessig und Öl angemacht, ist nach ihrem Verständnis keine Rohkost mehr.

Eine Alternative beim Getreide ist die Vorverarbeitung der rohen Körner zu Gofio. Damit brauchen Sie auf Ihre bisherigen Gewohnheiten, beispielsweise auf das Frischkornmüsli am Morgen, nicht zu verzichten und können sich trotzdem gesund ernähren.

Sie haben einen zu niedrigen Blutdruck und oft kalte Hände und Füße? Essen Sie regelmäßig ein Frischkornmüsli aus gerösteten und grob gemahlenen Dinkelkörnern – nach kurzer Zeit bekommen Sie warme Hände und Füße ohne Zuhilfenahme irgendeines Medikaments.

PHYTINSÄURE IN ROHEM GETREIDE

Diese Ablehnung von rohem Getreide konnte man sich bislang nicht so recht erklären. Inzwischen hat man entdeckt, dass rohes Getreide – auch der Dinkel – in sehr hohem Maße

Die Phytinsäure ist ein Nahrungsbestandteil, der im Darm durch Komplexsalzbildung die Kalziumaufnahme verringert.

Phytinsäure enthält. Im Verdauungstrakt verbindet sich diese Phytinsäure mit den anderen Mineralien zu Komplexsalzen und vermindert dadurch deren Aufnahme vom Darm in den Körper, speziell die Aufnahme des Kalziums.

MANGELNDE KALZIUMAUFNAHME IST GEFÄHRLICH

Infolge der verminderten Aufnahme organischer Mineralstoffe kann sich der Knochenzustand enorm verschlechtern, speziell in Phasen, in denen der Körper besonders viel Kalzium benötigt – also immer dann, wenn etwas aufgebaut werden muss. Das ist in der Wachstumsphase des menschlichen Körpers der Fall, also in der Kindheit und in der Jugend; dann bei Frauen während der Schwangerschaft, in der sie für den Knochenaufbau des Fötus viele gut verträgliche Mineralstoffe benötigen, und später ab einem gewissen Alter bei der Osteoporose, wenn der Knochenabbau stärker vonstatten geht als der Knochenaufbau. Kommt dann noch eine solche Resorptionsstörung hinzu, kann sich der Zustand dramatisch verschlechtern.

Gofio schützt den Knochenaufbau – das ist besonders wichtig für Kinder und Jugendliche in der Wachstumsphase, für Schwangere und Osteoporosegefährdete.

Durch Erhitzen – also durch Verkochen, Verbacken oder die Vorverarbeitung zu Gofio – kann die hoch konzentrierte Phytinsäure im Getreide so weit reduziert werden, dass sie ihre Wirkung nur noch bedingt entfalten kann.

Hieraus resultiert wahrscheinlich der Umstand, dass man bei Veganern – also bei Vegetariern, die keinerlei tierisches Eiweiß zu sich nehmen, daher auch auf kalziumreiche Milch und alle Milchprodukte verzichten – immer häufiger Fälle von Osteoporose antrifft. Frischkornmüsli aus rohem Getreide verschlimmert den Knochenschwund noch. Wenn sie es aber aus Gofio herstellen, ist die Phytinsäure reduziert und dadurch auch die Kalziumresorptionsstörung beseitigt.

Hildegard von Bingen teilte uns dies schon – wenn auch mit anderen Worten – vor über 800 Jahren mit, und die moderne Wissenschaft kann heute ihre Aussagen nur noch bestätigen. Deshalb meinte Dr. Gottfried Hertzka einmal, dass Hildegard für einige Nobelpreise gut sei.

DAS DINKELSPELZKISSEN

So, wie die Spelzen des Dinkelkorns radioaktive Strahlung abhalten können, absorbieren sie auch – durch Spelzmatratzen oder Dinkelspelzkissen – die schädigenden Wasser- und Erdstrahlen. Es empfiehlt sich allerdings, die Spelzen alle vier bis sechs Jahre gegen neue auszutauschen. Diese Spelzen helfen, in Säckchen eingenäht und als Kopfkissen verwendet, bei Nacken-Schulter-Beschwerden, weil sie sich beim Schlafen optimal den Krümmungen der Halswirbelsäule und des Kopfes anpassen und alle Erschütterungen abfedern.

BESSERE KOPFDURCHBLUTUNG

Durch den doppelten Spelz des Dinkels ist die Anschmiegsamkeit an die Rundungen der Halswirbelsäule, des Kopfes und der Schulterpartie besser gewährleistet als bei einfachem Spelz anderer Getreidesorten. Die Spelzen wirken wie ein weiches, sich anschmiegendes Polster. Das Dinkelspelzkissen entkrampft den aufliegenden Körperbereich, so dass die Durchblutung des Kopfes – Blutzufluss und -abfluss – bestens funktioniert. Dadurch wird die Abwehrschwelle gehoben – mit positiven Auswirkungen bei Schulter-Arm-Syndromen, Kopfschmerzen, Migräne, Nervosität und Schlaflosigkeit, aber auch infolge von Stauungen im Stirn- und Nebenhöhlenbereich bis hin zu Vereiterungen. Verwenden Sie Dinkelspelz auch als Matratze oder als Matratzenauflieger, kommt die vorbeugende und heilende Wirkung dem ganzen Körper zugute.

Das Dinkelspelzkissen hilft bei:
◆ **Nacken-Schulter-Beschwerden**
◆ **schlechter Kopfdurchblutung**
◆ **Schulter-Arm-Syndromen**
◆ **Kopfschmerzen**
◆ **Nervosität, Schlaflosigkeit**
◆ **Stauungen im Stirn- und Nebenhöhlenbereich**
◆ **schwachem Bindegewebe**

WICHTIGE KIESELSÄURE

Durch ihren hohen Kieselsäuregehalt wirken diese Spelzen auch stärkend auf das Bindegewebe und die Haare. Beim Erwärmen der Spelzen durch die Körperwärme in der Nacht und infolge der leichten Körperabsonderung in Form von Schweiß wird dieser Wirkstoff in Spuren über die Haut an den Körper gegeben. Dies und die bessere Durchblutung erklären womöglich, warum manche Patienten sagen, das Dinkelkissen bringe Besserung bei Haarausfall und Kopfhautproblemen.

GALGANT

.... ◆ ....

Galgant gehört zur Familie der Ingwergewächse und stammt ursprünglich aus Thailand und Südchina. Schon zu Zeiten der Römer kam der Galgant auf der Seidenstraße in den Mittelmeerraum. Heute wird er nicht nur in seiner ursprünglichen Heimat in Kulturen gezogen, sondern auch in Ostindien, in Japan und auf den Antillen.

Das scharf aromatisch schmeckende Pulver verbreitet einen angenehm würzigen Duft. Es wird aus den etwa zehn Jahre alten getrockneten Wurzeln hergestellt und ist sicherlich eines der am meisten verwendeten Medikamente sowie auch Gewürze in der Hildegard-Heilkunde. Es enthält bittere Flavonderivate und Gerbstoffe, Scharfstoffe wie Alpinol und Galangol und einige ätherische Öle.

Gegenanzeigen und Nebenwirkungen sind bisher noch nicht bekannt geworden, aber wegen seiner Schärfe kann man Galgant auch kaum überdosieren.

Folgende Galgantprodukte können Sie im Fachhandel kaufen:
◆ **Galgantwurzel, geschnitten**
◆ **Galganttabletten**
◆ **Galgantkekse**
◆ **Galganthonig**
◆ **Galgant-Muskat-Pulvermischung**
◆ **Galgantpulver**

HILDEGARD ÜBER GALGANT

.... ◆ ....

»Galgant ist warm und heilkräftig. Wer hitziges Fieber hat, pulverisiere Galgant und trinke dieses Pulver in Quellwasser, und er wird das hitzige Fieber löschen. Wer im Rücken oder in der Seite Schmerzen hat, siede Galgant in Wein und trinke ihn oft warm, und der Schmerz wird aufhören. Wer Herzweh hat und im Herzen schwach ist, esse bald genügend Galgant, und es wird ihm besser gehen.«

Wie man den Worten Hildegards entnehmen kann, ist Galgant also ein »Supermittel«, um es einmal ganz modern auszudrücken. Dabei betrifft Hildegards Aufzählung der Heilwirkungen nur Galgant pur. In der Mischung mit anderen Stoffen lässt sich die Palette der positiven Wirkungen auf den menschlichen Organismus noch beträchtlich erweitern.

GESUNDES KÜCHENGEWÜRZ

Galgant, als Pulver in der Küche verwendet, ist auch ein Hauptbestandteil von Currymischungen und gibt, neben anderen scharfen Gewürzen, dieser Mischung einen Teil seiner typischen Schärfe. Auch die indonesische Küche verwendet sehr viel Galgant, was dem indonesischen Nationalgericht Nasigoreng, einer Reisspeise, die mit Gemüsen, Obst, Pilzen und Fleisch garniert ist, seine Schärfe verleiht.

KREBS HEMMENDE SUBSTANZEN

Forschungen amerikanischer Wissenschaftler zufolge enthalten Extrakte von Lemongras und Galangawurzel – dies ist der hier beschriebene Galgant –, die für Duftöle verwendet werden, Krebs hemmende Substanzen. Diese Substanzen stimulieren im Körper das entgiftende Enzym GST, das somit die Zellen nicht nur vor Umweltschäden, sondern auch vor Krebs

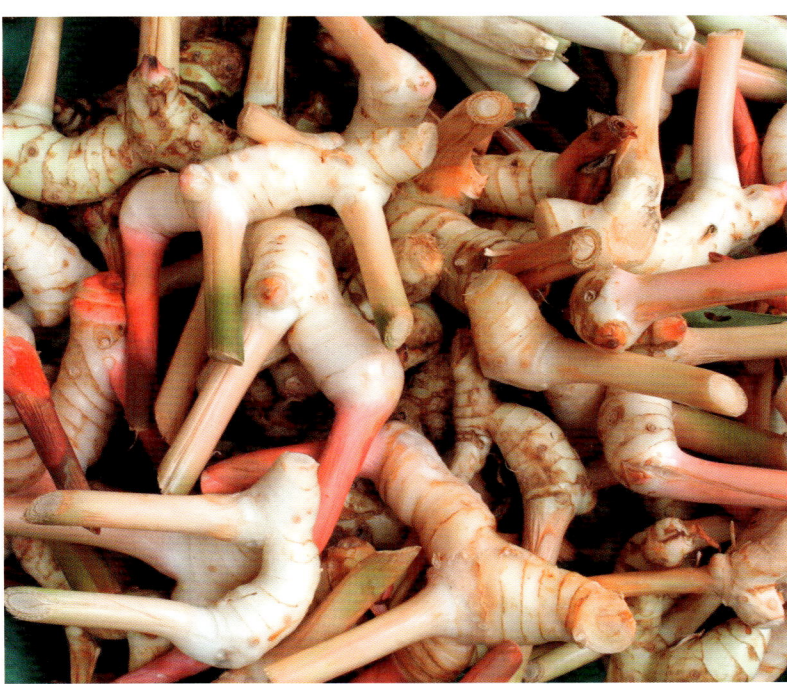

Galgant ist eines der wichtigsiten Mittel der Hildegard-Heilkunde.
Es hilft bei:
◆ *hirnbedingten Krampfanfällen*
◆ *Viruserkrankungen*
◆ *Gürtelrose*
◆ *Rückenschmerzen*
◆ *Hitzewallungen der Wechseljahre*
◆ *Halsschmerzen*

schützen kann. Im Tierversuch wurde bewiesen, dass die Wirkstoffe aus dem Lemongras Leber und Darm und die Wirkstoffe aus der Galangawurzel Leber, Darm und Lunge vor Krebs schützen.

SCHNELL WIRKSAMES HERZMITTEL

So wirkt Galgant:
◆ **entzündungs-hemmend und ausheilend nach Entzündungen**
◆ **krampflösend auf alle Organe und Gefäße, auch bei pseudo-epileptischen Anfällen**
◆ **normalisie-rend auf die Herzfunktion – sowohl das Herz-schlagvolumen als auch die Herz-frequenz werden gesenkt.**

Galgant, gepresst und als Pulver im Fachhandel erhältlich, wird in der Hildegard-Praxis als äußerst schnell wirkendes Herzmittel bei allen Zuständen von Schwindel, Schwäche und Schmerzen, die vom Herzen kommen, eingesetzt, also auch bei krampfartigen Herzbeschwerden, wie z. B. der Angina pectoris.

Patienten, die regelmäßig Galgant als Pulver oder Tabletten nehmen, brauchen wenig oder gar keine Nitropräparate mehr und vermeiden dadurch auch den sogenannten Nitro-kopfschmerz. Dr. Gottfried Hertzka und andere, die seit Jahren mit der Hildegard-Heilkunde arbeiten, verwenden schon lange die Galganttabletten, auch und gerade in der Notfall-medizin – mit bestem Erfolg.

HERZWIRKSAME STOFFE

Wissenschaftler machten darüber hinaus eine überraschende Entdeckung: Sowohl Galgant als auch Pfeffer enthalten tatsächlich herzwirksame Stoffe. Die darin befindlichen Scharf-stoffe im ätherischen Öl können die Verklumpung jener Blut-plättchen verhindern, die beim Herzinfarkt an einer geschä-digten Gefäßwand ein Blutgerinnsel, einen Thrombus, bilden und so ein Herzgefäß verschließen können. Damit werden die von Hildegard vor über 800 Jahren aufgestellten Indikationen durch moderne Labortechniken rundum bestätigt.

Die genannten Wirkungen sind sicher auch der Grund dafür, dass es im asiatischen Raum, wo die scharfen Currygewürz-mischungen mit Galgant zum täglichen Verzehr gehören, ver-gleichsweise wenige Herz-Kreislauf-Erkrankungen und Herz-infarkte gibt.

MAGEN-DARM-ENTKRAMPFUNG

Da Galgant massiv entkrampfend auf den Verdauungstrakt einwirkt, werden bei regelmäßigem Gebrauch alle Ursachen von Schmerzen oder Krämpfen, die vom Magen-Darm-Bereich oder von der Galle herrühren, langsam ausgeschaltet. Auch auf die Kopfgefäße wirkt Galgant entkrampfend. In einigen Fällen hirnbedingter Krampfanfälle, vom Neurologen als solche festgestellt, erzielten die Patienten durch regelmäßigen Galgantgenuss über einen längeren Zeitraum langsam, aber sicher Besserung, teilweise sogar Heilung. Schließlich unterstützt Galgant auch bei Viruserkrankungen, Gürtelrose, akuten Rückenschmerzen und Wechseljahrebeschwerden die Heilung.

GALGANT – EIN MUSS IN DER KÜCHE

Galgant ist ein Gewürz und Medikament aus der Hildegard-Heilkunde, das heute aus vielen Haushalten gar nicht mehr wegzudenken ist. Viele verwenden Galgant einfach in ihrer Küche als wohlschmeckendes Gewürz und betreiben so auf natürliche Weise Prophylaxe. Er hat eine gewisse Schärfe, die aber im Gegensatz zu anderen scharfen Gewürzen nicht durstig macht.

Galgant schmeckt wie Pfeffer – daher ist dieses Medikament pur nicht für jedermann geeignet. Für Kinder und sehr empfindliche Menschen gibt es den Galganthonig mit 5, 10, 20 und 30 Prozent Galgantanteil im Handel.

GALGANTGEBÄCK

.... ◆ ....

Zubereitung: Aus allen Zutaten einen glatten Teig kneten und diesen ca. 2 Stunden im Kühlschrank ruhen lassen. Dann 3 mm dick ausrollen und Plätzchen in beliebigen Formen ausstechen.
Auf das Backblech setzen und mit Eigelb bestreichen. Bei mittlerer Hitze ca. 20 Minuten goldgelb backen.

Zutaten
1200 g Dinkelmehl
150 g Rohrzucker
1 Ei, 1 Eigelb
1 TL Galgantpulver
geriebene Schale von
½ Zitrone
Wasser

Dieses Galgantgebäck schmeckt lecker und ist zugleich gesund – der ideale Zwischensnack für jeden Tag.

Bertram

Bertram ist ein Wärme und mildes Klima liebendes Kraut, das ca. 30 Zentimeter hoch wird und doppelt fiederspaltige Blätter sowie eine weiße, kamillenähnliche Blüte hat. Der deutsche Bertram ist in klimatisch begünstigten Gegenden auch heute noch bei uns wild anzutreffen, wenn auch selten. Für die Heilkunde wird die getrocknete Wurzel verwendet.

Wegen der stärkeren Wirkung aber wird heute meist nur noch der rund um das Mittelmeer wachsende römische Bertram eingesetzt. Er ist wesentlich ertragreicher und wird in klimatisch geeigneten Gegenden in Kulturen angebaut.

Mit seiner angenehm milden Schärfe, die einen erfrischenden Nachgeschmack im Mund zurücklässt, gilt Bertram als der Geschmacksverbesserer schlechthin. Streuen Sie ihn über Saucen, Suppen und Dinkelgerichte jeder Art.

Hildegard über den Bertram

»Für einen gesunden Menschen ist er gut, weil er die Fäulnis in ihm mindert, das gute Blut vermehrt und einen klaren Verstand bereitet. Auch den Schwerkranken bringt er wieder zu Kräften und schickt nichts unverdaut aus dem Menschen hinaus. Wer viel Schleim im Kopf hat und Bertram isst, dem mindert er diesen Schleim. Oft genossen vertreibt er Brustfellentzündung, bereitet reine Säfte und macht die Augen klar. Wie auch immer er genommen wird, ist er nützlich und gut, sowohl für Kranke als auch für Gesunde. Wer ihn oft isst, dem vertreibt er die Krankheit und verhindert, dass er krank wird. Dass er beim Essen im Mund Speichel auslöst, kommt davon, dass er die üblen Säfte herauszieht und die Gesundheit zurückgibt.«

Entgiftet den Körper

Angesichts dieser Beschreibung ist es eigentlich fast ein Muss, auch Bertram in die Hildegard-Küche mit aufzunehmen. Er enthält Inulin, Gerbstoffe, Harze und den zusammenziehenden Stoff Phyretin. Darauf beruht seine entgiftende Wirkung. Bei allen Erkrankungen, bei denen der Körper entgiftet werden soll, empfiehlt es sich, häufig das Essen mit Bertram zu würzen oder – wie ein Medikament – morgens nüchtern einen halben Teelöffel Bertram mit warmem Wasser einzunehmen.

Auch bei schlechten Blutwerten, bei mangelhafter Verdauung oder bei Verschleimungen der Nase und der Nebenhöhlen (*»Schleim im Kopf«*) sollten Sie Bertram einsetzen.

Schnupfen Sie bei Nebenhöhlenbeschwerden – akut oder chronisch – zusätzlich mehrmals am Tag eine Prise Bertram.

REINIGT BEIM FASTEN

Bei Fastenkursen kommt es immer wieder vor, dass Teilnehmer nachts aufwachen und einen dicken, zähen, schmutzigen Schleim im Mund haben. Dies bewirkt der Bertram in der Fastensuppe, da er ja die üblen Säfte herauszieht – eine tolle Reinigung des Kopf- und Nebenhöhlenbereichs.

Während des Fastens kommt es oftmals zu schnupfenartigen Ausflüssen aus der Nase, obwohl die Betreffenden keine Erkältung haben – ebenfalls ein natürlicher Reinigungsprozess. Im Großen Madaus wird Bertram übrigens auch als »Speichelflusswurzel« bezeichnet. Besser kann man die Wirkung dieses großartigen Medikaments und Gewürzes nicht ausdrücken.

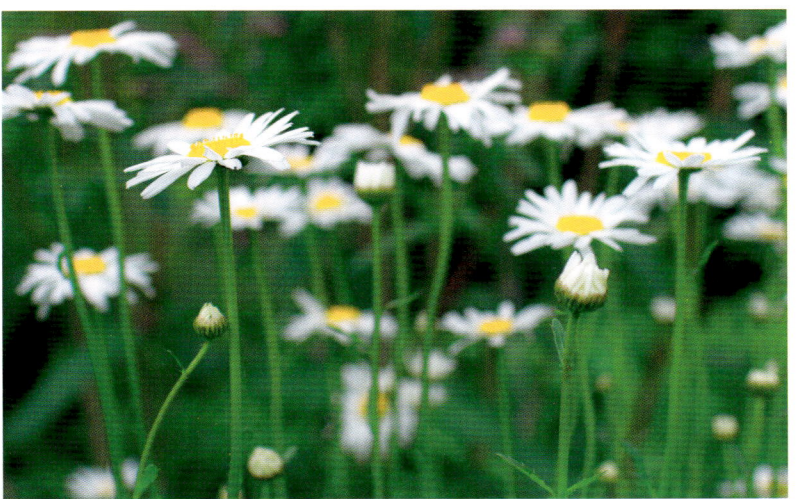

Bertram war schon im Altertum ein anerkanntes Heilmittel. In den Schriften des griechischen Arztes Dioskurides, der zwischen 20 und 90 n. Chr. lebte, wird Bertram als Heilmittel gegen Epilepsie erwähnt.

QUENDEL

Quendel, das dritte Hauptgewürz der Hildegard-Küche, ist nichts anderes als der Feldthymian, der in ganz Europa überall dort zu Hause ist, wo der Boden mager, sauer und steinig ist. Er bevorzugt eine sonnige Lage und wächst in ganz Mitteleuropa zuhauf; viele Hildegard-Freunde sammeln ihn von Juni bis September, trocknen ihn oder bereiten aus den frischen Blüten eine Salbe. Der Hauptwirkstoff des Quendels ist das Quendelöl, ein ätherisches Öl. Über den Magen-Darm-Trakt aufgenommen und über die Atemwege wieder ausgeschieden, erfüllt es auf diesem Weg eine den Körper reinigende Funktion.

VERBESSERT DIE KOPFDURCHBLUTUNG

Tipp
Wenn Sie nach geistiger Anstrengung vollkommen ausgelaugt sind, laden wenige Quendelkekse und Herzwein Ihren leeren »Akku« wieder auf.

Auch bei Gehirnleere, also bei Durchblutungsstörungen des Kopfes, speziell nach geistiger Überanstrengung, empfiehlt Hildegard den Quendel als Gewürz in Speisen oder Gebäck. Hildegard-Freunde kennen die Quendelkekse (Rezept Seite 127). Diese sind ganz normale Kekse, denen man eine beliebige Menge Quendelpulver – je nach persönlichem Geschmack – beimischt. Wenn Sie zermürbt und ausgelaugt von der Arbeit heimkommen, können Ihnen ein paar Quendelkekse und ein Gläschen Hildegard-Herzwein Ihre verbrauchten Energien wieder zurückbringen.

HAUTERKRANKUNGEN

Quendel sollten Sie bei allen Erkrankungen der Haut jedem geschmacklich geeigneten Essen und Gebäck beigeben, natürlich zusammen mit Bertram und Galgant. Das Essen bekommt dadurch eine ganz neue Geschmackskomponente. Zur äußerlichen Behandlung von kleineren Hauterkrankungen sollten Sie den frischen Quendel – den alle Hildegard-

Freunde zu diesem Zweck kurz vor Neumond ernten, wegen der größeren Saftergiebigkeit der Pflanze – zerstoßen und mit Butter vermischt zu einer Salbe bereiten, die auf die beschädigten Hautbezirke aufgetragen wird.

Im Frankenwald behandelt man von alters her den Milchschorf bei Babys mit Quendeltee, einer Quendelabkochung, die man dem Badewasser zugibt, und mit einer Einreibung aus frisch zerquetschtem Quendel, mit Butter vermischt (Seite 120).

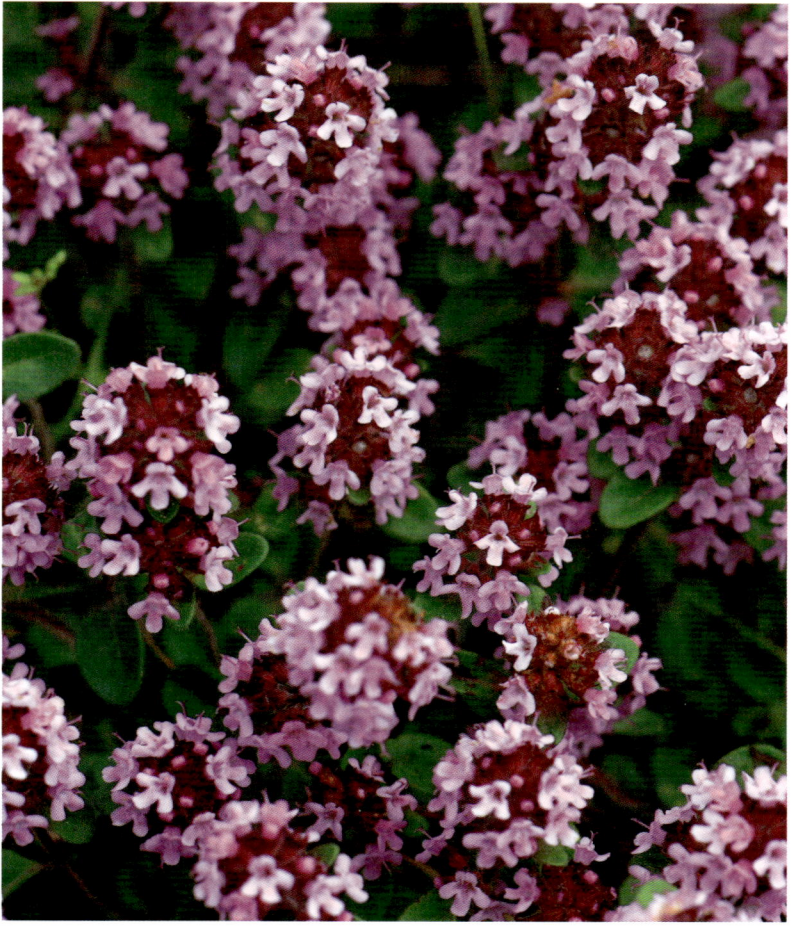

Quendel – der Feldthymian – ist die dritte Pflanze, die uns Hildegard immer wieder empfiehlt. Sie ist das klassische Hautgewürz und sollte zu diesem Zweck so oft wie möglich in Speisen mitgekocht werden.

QUENDEL ZUR ALKOHOLENTWÖHNUNG

Folgende Quendelprodukte können Sie im Fachhandel kaufen:
◆ **Quendelkekse**
◆ **Quendelpulver**
◆ **Quendelsalbe**

Ein interessantes Beispiel für die doppelte innere und äußerliche Reinigungswirkung des Quendels bietet ein Rezept aus der russischen Volksheilkunde. Dort verwendet man Quendeltee bei Alkoholabhängigen zur Entwöhnung und Entgiftung. Man überbrüht dazu täglich zwei ganze Esslöffel des zerkleinerten getrockneten Quendelkrautes mit einem viertel Liter kochendem Wasser, lässt es einige Minuten ziehen und filtert es ab. Von diesem sehr starken Tee sollte der Süchtige mindestens zwei bis drei Wochen lang alle zwei bis drei Stunden tagsüber einen Teelöffel voll einnehmen.

Die Reaktionen der so behandelten Alkoholiker sind sehr unterschiedlich: Die einen bekommen davon Durchfall und starken Harndrang, die anderen einen regelrechten Ekel vor jeglichem Alkohol, verbunden mit starker Übelkeit, die bis zum Erbrechen führen kann. Stets kann man auch Hautreaktionen beobachten, die als Entgiftungssymptom zu werten sind. Diese Kur hilft selbst bei schwerer Alkoholabhängigkeit, da sie den Körper (die Leber) total zu reinigen scheint.

EXOTISCHE NOTE IM ESSEN

Mit Hildegards Hauptgewürzen Galgant, Bertram und Quendel tun Sie nicht nur Ihrer Gesundheit Gutes, vielmehr bringen Sie auch einen besonderen Geschmack an das Essen!

Die Standardgewürze Galgant, Bertram und Quendel bringen zusammen eine köstliche, exotisch anmutende Geschmacksnote in jedes Essen. Besonders empfehlen möchte ich Ihnen eine Dinkelgrießsuppe und einen Salat aus Roten Beten, beides mit Quendel gewürzt. Sie können damit auch Ihre Familie und Ihre Gäste, quasi durch die Hintertür, auf die Hildegard-Heilkunde aufmerksam machen.

Beachten Sie jedoch, dass Sie nicht zu viel von einem der drei Gewürze an das Gericht bringen. Gerade das harmonische Würzen ist ja das tiefe Geheimnis einer jeden guten Küche, zu der wir selbstverständlich auch die Hildegard-Küche zählen. Auch in Frankreich wird der Quendel oder Feldthymian als wertvolle Küchengewürzpflanze geschätzt. Besonders Fleischgerichte und Gewürzliköre werden damit geschmacklich verfeinert.

HERZWEIN

.... ◆ ....

Da die alten Römer den Wein von Italien mit über die Alpen brachten und deutsche Zungen und Gaumen verwöhnten, andererseits der in Deutschland selbst angebaute Wein weniger Süße hatte, wurde es in unseren Landen damals üblich, ihn mehr als Gewürzwein, gesüßt mit Honig und abgeschmeckt mit exotischen Gewürzen und Kräutern, zu trinken. Wenn man irgendeine Krankheit in sich verspürte, fügte man dem Wein heilende Kräuter und Gewürze bei und hatte so einen Medizinwein zubereitet, wie es ihn heute noch teilweise gibt; in der Schulmedizin findet er allerdings kaum mehr Verwendung.

Medizinwein – Wein, der mit heilenden Kräutern versetzt wurde – ist ein bewährtes Mittel aus der Volksmedizin. Dabei geht es weniger um den Alkoholgehalt als um die Heilwirkung des Weins.

DIE HEILWIRKUNG DES WEINS

Erst durch Hildegard wurde der warme Medizinwein wieder in die Naturheilkunde richtig eingeführt; er ist oftmals viel wirksamer als der kalte. Die einzigen warmen Medizinweine, die wir kennen, sind der Glühwein in der Adventszeit, der Jagertee in den Skigebieten der Alpen und der Grog mit Rum (eventuell auch mit Zitrone) im norddeutschen Raum. Auf diese Getränke greift man auch bei Erkältungskrankheiten zurück, wobei die Geheimnisse des richtigen Würzens für Heilzwecke aber kaum noch beachtet werden – hauptsächlich geht es dabei um das Heiße und um den Alkohol. Zu Hildegards Zeiten spielte der Alkohol bei weitem nicht die Rolle wie heute, sondern man achtete in erster Linie auf die Heilwirkung.

Gerade ältere Patienten schätzen Hildegards Herzwein sehr. Viele bereiten ihn sich selber regelmäßig zu und verdanken ihm ihr besseres Wohlbefinden. Auch auf manches Medikament mit Nebenwirkungen können sie verzichten oder es zumindest reduzieren – natürlich nach Rücksprache mit ihrem behandelnden Arzt.

Hildegards Zeilen über die Petersilie bilden das Rezept für den mittlerweile berühmt gewordenen Herzwein nach der heiligen Hildegard von Bingen.

Hildegard über die Petersilie

»Wer im Herzen, in der Milz oder in der Seite Schmerzen hat, koche Petersilie in Wein, füge etwas Essig und genug Honig bei, seihe es durch ein Tuch und trinke es oft, und es heilt ihn.«

Die Petersilie ist wichtiger Bestandteil des berühmten Herzweins.

Gewürze im Wein – früher ein Zeichen für Reichtum

Da die Gewürze meist erst beim Erwärmen oder Erhitzen ihren Geschmack voll entfalten, kochte oder erwärmte man den Wein früher oft zusammen mit den Gewürzen. Die Gewürze waren damals sehr teuer, speziell die, die über die Seidenstraße und den Mittelmeerraum auf teilweise abenteuerlichen Wegen zu uns kamen.

Darüber hinaus war es auch eine Sache des Ansehens und des Reichtums, so viele Gewürze wie möglich in den Wein zu geben, um damit kundzutun, dass man sich so etwas überhaupt leisten konnte. Mancher schoss dabei freilich über das Ziel hinaus, so dass beispielsweise durch zu große Mengen Pfeffer – der ja zur damaligen Zeit mit Gold aufgewogen wurde und ein Zeichen von großem Wohlstand war – der Wein fast schon ungenießbar wurde.

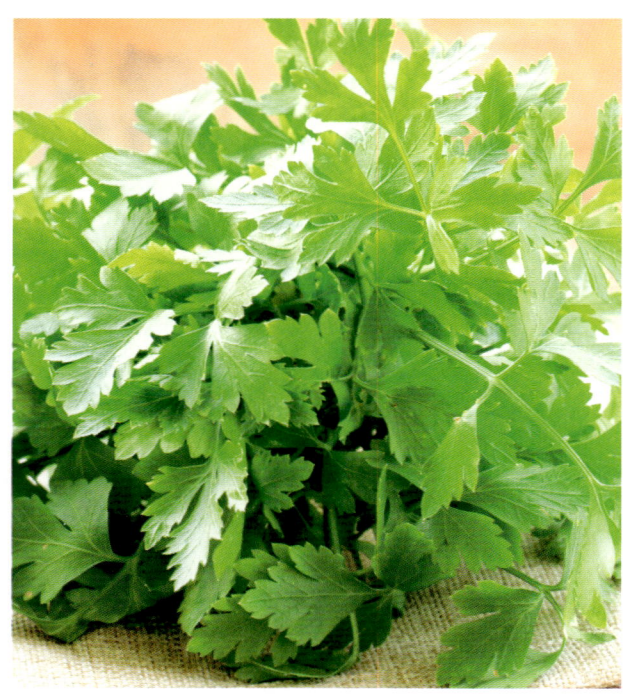

Hier nun das Rezept für Hildegards Herzwein.

HERZWEIN

Zutaten

*8–10 Stengel
frische Petersilie
1 l guter Weißwein
1–2 EL reiner
Weinessig
80–100 g reiner
Bienenhonig
1 TL reiner Alkohol*

Zubereitung: Der Wein sollte möglichst in einem größeren Kochtopf mit Deckel gekocht werden, da sonst zu viel Flüssigkeit verdampft. Frische Petersilie, ohne die Wurzel, grob zerschneiden und im Topf mit dem Weißwein und dem Weinessig – Menge je nach Geschmack und Süße des Weines – ca. 10 Minuten kräftig durchkochen. Passen Sie beim Kochen des Herzweins gut auf! Er muss immer wieder, möglichst mit einem Holzlöffel, umgerührt werden, da er stark schäumen kann. Nach dem ersten Kochen fügt man den reinen Bienenhonig (vom Imker) hinzu und lässt das Ganze nochmals bei kleiner Flamme ca. 4–5 Minuten köcheln. Noch heiß wird der Absud sorgfältig abgeseiht, eventuell durch ein Leinentuch abgepresst und warm in gut gereinigte Flaschen mit Schraubverschluss abgefüllt, die sofort verschlossen werden. Die Flaschen sollten vor dem Abfüllen mit 1 TL reinem Alkohol ausgeschwenkt werden; den Alkohol sollte man dabei als Haltbarmacher in der Flasche lassen.

Durch den Alkoholgehalt im Wein und den Zuckergehalt im Honig entsteht darüber hinaus ein gewisser Konservierungseffekt. Es reicht aber, den Herzwein mit wenig Honig zu süßen. So können Sie ihn auch als Diabetiker ohne weiteres trinken. Sie sollten sich allerdings, wenn Sie nur gewisse Broteinheiten zu sich nehmen dürfen, mit Ihrem Hausarzt absprechen. Wer möchte, kann natürlich mehr Honig dazugeben – besonders Patienten mit Neigung zu Unterzucker –, maximal aber 300 Gramm zuzüglich zu der genannten Mengenangabe. Bei Magenbelastungen aller Art sollte für die Herstellung des Herzweins besser Rotwein verwendet werden.

Achten Sie darauf, dass Sie reinen Weinessig verwenden und keinen Weinessigverschnitt. Reiner Weinessig ist viel bekömmlicher, da er im Gegensatz zum normalen Essig im Körper basisch reagiert.

GROSSE ANWENDUNGSBREITE

Bei Neigung zu Unterzucker, Nierenschwäche und Nervosität sollten Sie den Herzwein regelmäßig einnehmen. Er ist nicht nur ein ideales Geriatrikum (Mittel zur Behandlung von Alterserscheinungen), sondern eignet sich auch für alle, die irgendwelche Herz- und/oder Kreislaufprobleme haben – also ein weiteres Universalmittel der Hildegard-Heilkunde. Bei dieser Anwendungsbreite des Herzweins fühle ich mich immer versucht zu sagen: »Es muss nicht immer Ginseng sein. Warum denn in die Ferne schweifen – das Gute liegt so nah!« Frauen können den Herzwein auch während der Schwangerschaft regelmäßig einnehmen. Er stabilisiert ihr Befinden und lässt Beschwerden weniger heftig ausfallen. Manch anderes Medikament kann dadurch überflüssig werden, das für die werdende Mutter und für das Kind nachteilig sein könnte.

Herzwein hilft bei:
- Wetterfühligkeit (z.B. Föhn)
- Hyper- und Hypotonie (ausgleichend)
- Nierenschwäche (unterstützend)
- Schlaflosigkeit
- nervösen Störungen
- allen Herz- und Kreislaufstörungen

GERINGER ALKOHOLGEHALT

Wegen des – infolge des Kochens – relativ geringen Alkoholgehalts von ungefähr ein bis zwei Prozent braucht keiner den Herzwein abzulehnen. Ungeöffnet ist er im Keller etwa ein halbes Jahr haltbar, so dass Sie sich für die Zeit, in der keine frische Petersilie aus dem Garten zur Verfügung steht, einen gewissen Vorrat anlegen können. Angebrochene Flaschen bewahren Sie am besten im Kühlschrank auf; sie sind für den alsbaldigen Verbrauch bestimmt.

REGELMÄSSIG UND WARM EINNEHMEN

Nehmen Sie zwei- bis dreimal pro Tag – bei Bedarf öfters – einen Esslöffel oder ein kleines Schnapsstamperl voll ein. Dieser Herzwein kann auch unbedenklich über längere Zeit oder regelmäßig eingenommen werden. Es ist aber darauf zu achten, dass man ihn – wie alle Medizinweine – niemals eiskalt trinkt. Er sollte immer etwas im Mund behalten und darin angewärmt werden, dann wirkt er viel besser. Die spezifischen Wirkstoffe werden durch die Mundschleimhäute aufgenommen und können so besser und schneller zur Wirkung kommen. Sie können den kalten Herzwein auch in einem Glas erwärmen, indem Sie es mit heißem Wasser auffüllen.

HERZ- UND KREISLAUFWIRKSAME BESTANDTEILE

Anfangs äußerten viele Leute, die sich mit Naturkost und -heilkunde beschäftigen, Bedenken, als sie hörten, dass der Honig gekocht werden müsse. Aber gerade das ist äußerst wichtig, denn durch das Kochen von Wein, Petersilie, Weinessig und Honig werden bisher unbekannte, aber relativ stark herz- und kreislaufwirksame Bestandteile freigesetzt.

Anders kann man sich diese zum Teil erstaunlichen Wirkungen, von denen Hildegard-Freunde immer wieder erzählen, nicht erklären. Ohne das Kochen des Honigs wirkt der Herzwein lange nicht so gut. Daran merkt man wieder, dass Hildegard ganz präzise Anweisungen gibt. Je genauer man sich an sie hält, desto besser ist die Wirkung des Mittels. Da in diesem Fall ja nicht die Wirkung des Honigs, sondern die des Herzweins im Vordergrund steht, darf man den Honig ruhig einmal kochen.

HONIG DIREKT VOM IMKER

In Sachen Honig ist es wichtig, den kleinen Unterschied zwischen »Imkerhonig« und »Honig vom Imker« zu beachten. Auf den ersten Blick scheint dies nur eine Wortspielerei zu sein; dem ist aber nicht so. Wenn möglich, sollten Sie sich den Honig direkt von einem Imker aus der näheren Umgebung holen. Nur dann können Sie sicher sein, dass es sich um reinen Bienenhonig handelt. Die darin enthaltenen Pollen – die zwar durch den Kochvorgang teilweise unschädlich gemacht werden, aber trotzdem noch wirken – gewährleisten einen Schutz vor Allergien. Der Honig sollte in einem begrenzten Umkreis von maximal zehn Kilometern von den Bienen gesammelt worden sein. Außerdem hat man, wenn man immer bei demselben Imker einkauft, eine gewisse Reinheitsgarantie.

Tipp
Die mit den Zutaten ausgekochte Petersilie, die nach dem Auspressen des Herzweins übrig bleibt, kann man noch ein- bis zweimal mit etwas Wasser ansetzen, ganz kurz aufkochen und einige Minuten ziehen lassen. Dieses Wasser regt durch den Anteil an Petersilie sehr stark die Ausscheidungen über die Nieren an und reduziert so die Schwellungen im Gewebe.

FENCHEL

Der Fenchel gehört zur Familie der Doldengewächse und wird bis zu eineinhalb Meter hoch. Er spielt in der Hildegard-Heilkunde als Medikament in Pulverform, als Tee und auch als Gemüse oder Salat eine sehr große Rolle. Er gilt ebenfalls als Universalmittel, das jeder verträgt und das für jeden ohne Ausnahme bekömmlich und gesund ist.

HILDEGARD ÜBER DEN FENCHEL

In der »normalen« Naturheilkunde wird der Fenchelsamen als Tee verwendet, besonders bei Verdauungsstörungen in der Kinderheilkunde. Ansonsten wird er gegen Husten, zur leichten Beruhigung und bei stillenden Müttern zur Steigerung des Milchflusses verabreicht.

»Wenn man ihn roh isst, schadet er nicht. Und wie immer er gegessen wird, macht er den Menschen fröhlich, vermittelt ihm angenehme Wärme, guten Schweiß und gute Verdauung. Auch sein Same ist warm und nützlich für die Gesundheit des Menschen, auch wenn er anderen Kräutern beigegeben wird in Heilmitteln. Wer Fenchel oder seinen Samen täglich nüchtern isst, der verringert in sich üblen Schleim und Fäulnis, unterbindet üblen Atemgeruch und bringt die Augen zu klarem Sehen.«

PASST IN JEDEN DIÄTPLAN

Sie können Fenchel in jeden Diätplan in jeder Form mit einbauen. Bei einer Krankenkost oder einer Fastenkur (Seite 154) können Sie ihn in jeder Menge unbedenklich als Tee zu sich nehmen. Dazu kochen Sie die ganzen Samenkörner des Fenchels zwei bis drei Minuten kurz auf und lassen ihn dann noch mindestens zehn Minuten ziehen. Die Körner sollten zur Bereitung von Tee auf keinen Fall vorher gemahlen werden, wie es hin und wieder gemacht wird, weil man dadurch angeblich einen besseren Tee bekomme.

Darüber hinaus wird der Fenchelsaft, der frische Presssaft aus der Gemüseknolle, gegen Depressionen eingesetzt. Er wirkt – laut Hildegard – *»gegen Melancholie und Schwermut«* und macht *»den Menschen fröhlich«*.

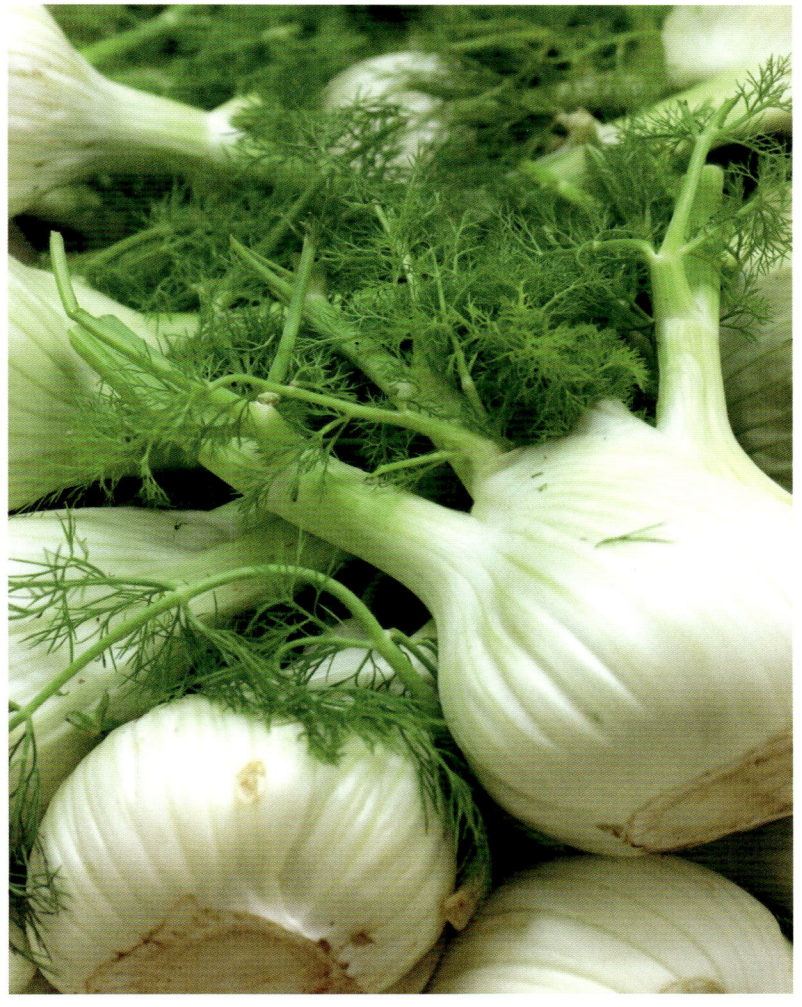

Fenchel schmeckt gut und ist als Universalmittel für jeden geeignet – sogar in Rohkostform. Er wächst im gesamten Mittelmeerraum, in Frankreich, Südengland und Irland, aber auch in Deutschland. Die traditionellen Anbaugebiete sind Franken, Württemberg und Sachsen.

REGT DIE DARMFUNKTION AN

Der Fenchel wirkt darüber hinaus kreislaufstabilisierend und regt die Darmfunktion an. Er erzeugt im menschlichen Körper »guten Schweiß und gute Verdauung«, also eine Reinigung über die Haut und über den Darm, die beide neben den Nieren die größten Reinigungsorgane des Körpers darstellen. Die Nahrungsstoffe werden besser aufgeschlossen, und schädi-

Fenchel zeigt eine heilende Wirkung im Magen-Darm-Bereich. Dadurch verbessert sich gleichzeitig auch der Atem, da die meisten Mundgerüche aus dem Magen aufsteigen.

gende Gärungsprozesse im Darm, durch die den Kreislauf schädigende Gifte über die Darmschleimhaut in den Körper gelangen, werden weitgehend unterbunden. Die Abfallprodukte des Stoffwechsels werden also auf natürliche Weise über den Darm und über die Haut »entsorgt«. Dadurch werden der »üble Schleim und die Fäulnis verringert«, d. h., der ganze Magen-Darm-Trakt wird durch Fenchel ausgeheilt »wie mit einer guten Salbe«, wie Hildegard an verschiedenen Stellen sowohl vom Dinkel als auch vom Fenchel immer wieder schreibt.

Ein weiterer Effekt des reinigenden und kreislaufstabilisierenden Fenchels ist die Stärkung der Sehkraft, also: klare Augen.

LECKERE FENCHELGERICHTE

Allein aus diesem kleinen Abschnitt kann man ersehen, wie wichtig Fenchel in jeder Form für die Gesundheit und die Gesunderhaltung des Menschen ist. Deshalb wird er auch zu Recht als Universalmittel bezeichnet.

Er gehört zu den wenigen Pflanzen, die Hildegard sogar als Rohkost zulässt. Man kann z. B. die frische Gemüseknolle unangemacht roh essen, aber auch als Salat. Nehmen Sie die folgenden schmackhaften Fenchelgerichte in Ihre Basisernährung auf!

FENCHELSALAT UND FENCHELGEMÜSE MIT KÄSE

Zutaten
500 g Gemüsefenchel
Weinessig, Öl
Gewürze
(z. B. Galgant)
Kräuter

Zubereitung: Klein geschnittenen Gemüsefenchel mit Weinessig, Öl, Gewürzen und Kräutern als Salat anmachen.
Variante: Sie können den Fenchel auch in leichtem Salzwasser oder in einer Gemüsebrühe kochen und so als Beilage z. B. zum Lammbraten oder Lammgulasch oder auch überbacken mit Käse und Mutterkümmel essen.

FENCHEL MIT GEMÜSE

Zutaten

ca. 500 g Fenchelknollen, 300 g Karotten
3 EL Butter, 1 Zwiebel
½ l Gemüsebrühe
¼ l Weißwein
Gewürze (Bertram, Galgant, Pfeffer, Salz)
Basilikum, Petersilie

Zubereitung: Gewaschene, geputzte und halbierte Fenchelknollen in Scheiben schneiden. Gewürfelte Zwiebel und in Scheiben geschnittene Karotten in Butter andünsten. Mit der Brühe und dem Wein ablöschen, Fenchel hinzufügen. Ca. 15 Minuten gar kochen. Am Schluss mit Gewürzen und Kräutern abschmecken.

ÜBERBACKENER FENCHEL

Zutaten

1 kg Fenchelknollen
½ l Salzwasser
¼ l Weißwein
etwas Zitronensaft
1 EL Dinkelmehl
150 g geriebener Appenzeller oder Parmesan
Galgant, Muskat
Salz, Mutterkümmel

Zubereitung: Gewaschene, geputzte und halbierte Fenchelknollen mit Salzwasser und Wein 20 Minuten köcheln lassen, würzen und weitere 5 Minuten aufkochen. Abtropfen lassen und in eine Auflaufform geben. Fenchelbrühe, Käse und Dinkelmehl verrühren und über die Fenchelknollen gießen. Ca. 30 Minuten bei 200° C im Ofen überbacken. Passt vorzüglich zu Dinkelnudeln.

FENCHEL MIT ANDEREN KRÄUTERN

In Verbindung mit verschiedenen anderen Heilkräutern ist der Fenchel in der Lage, deren Wirkung zu verstärken. Gegen festsitzenden Schnupfen hat sich beispielsweise eine Inhalation mit Fenchel und Dill bewährt (Seite 118). Gegen Magenbeschwerden ist eine Mischung aus zerstoßenem Fenchelkraut, frischen Brennnesseln und Liebstöckel – zusammen mit frisch gemahlenem Dinkelmehl zu einem Teig verarbeitet – hilfreich (Seite 143).

Fenchel, Dill und Andorn hingegen finden – in Wein eingelegt – als Hustenwein Einsatz (Seite 77). Bei Schmerzen der Leber und/ oder der Lunge bereitet man einen warmen Wein mit Süßholz, Zimt, Ysop und Fenchel (Seite 151) zu.

Dazu sagt Hildegard: *»Wenn aber die Schmerzen der Leber und/ oder der Lunge nur mäßig sind, sollte man nur jeden dritten Tag davon in der oben angegebenen Art trinken, und er wird geheilt werden, es sei denn, Gott will nicht.«*

Dieses *»es sei denn, Gott will nicht«* lesen wir in Hildegards Schriften häufig. Dieser Zusatz besagt, dass das entsprechende Mittel bei einem Kranken hilft, bei einem anderen aber nicht, auch wenn dieselben Voraussetzungen gegeben sind.

Bisher kann man sich diese Einschränkung Hildegards nicht recht erklären, es sei denn, wir glauben voll und ganz, was sie uns sagt, wenn sie schreibt, *»es sei denn, Gott will nicht«.* Es sind bei Kranken vermutlich geistige Blockaden vorhanden, die der schwache Mensch selbst nicht auflösen kann, sondern die nach Hildegards Auffassung von Gott beseitigt werden müssen.

Universalmittel Sivesan

Fenchel in Mischungen:
Fenchel-Dill-Inhalation gegen Schnupfen
◆ **Fenchel-Dill-Andorn-Wein gegen Husten**
◆ **Fenchel-Dill-Liebstöckel-Dinkelbrei gegen Magenbeschwerden**
◆ **Fenchel-Zimt-Süßholz-Wein gegen Leber- und Lungenschmerzen**

Das Fenchelmischpulver Sivesan wurde in der damaligen Zeit in Ermangelung eines feinen Siebes, wie wir es heute überall kaufen können, durch ein grobes Tuch geschüttet. Die Grobstoffe konnte man anschließend im Mörser weiter zerkleinern.

Das Ergebnis ist das Universalmittel überhaupt: eine Mischung aus Fenchel, Galgant, Diptam und Habichtskraut, das sogenannte Fenchelmischpulver, das im Handel auch als Fertigmischung Sivesan erhältlich ist. Wenn Sie regelmäßig zu bestimmten Zeiten – etwa eine Stunde nach dem Mittagessen - ein Gläschen Herzwein (ca. 20 Milliliter) trinken, erwärmt und mit zwei bis drei Messerspitzen dieses Pulvers vermischt, fühlen Sie sich allgemein sehr viel wohler, ausgeglichener und gesünder.

Ersatzweise können Sie auch normalen Wein verwenden, aber Herzwein mit Sivesan hat eine deutlich bessere und stabilisierende Wirkung.

HILDEGARD ÜBER DAS FENCHELMISCHPULVER

························ ◆ ························

»Der Mensch nehme Fenchelsamen und halb so viel Galgant, viertel so viel Diptam und halb so viel Habichtskraut wie Diptam, pulverisiere dies und seihe es durch ein (grobes) Tuch. Eine Stunde nach dem Mittagessen schütte er von diesem Pulver in warmen, nicht in heißen Wein und trinke dies.

Dieses Pulver hält den gesunden Menschen gesund, den Kranken stärkt es, verschafft gute Verdauung, verleiht ihm Kräfte und vermittelt eine gute und schöne Gesichtsfarbe. Es nützt jedem Menschen, ob gesund oder krank, wenn es nach dem Essen gegessen wird.«

ÜBERBACKENER FENCHEL

························ ◆ ························

Zubereitung: Alle Zutaten vermischen und 2–3 Tafelmesserspitzen davon in einem Likörglas mit warmem Herzwein regelmäßig 1 Stunde nach dem Mittagessen einnehmen.

DIE WIRKUNGSBEREICHE VON SIVESAN

◆ Angina pectoris (Herz- und Brustenge)
◆ Vorbeugung nach einem Herzinfarkt
◆ Vorbeugung von Thrombosen
◆ Bluthochdruck (nicht aber bei niedrigem Blutdruck)
◆ Nervöse Managererkrankungen
◆ Nierenerkrankungen aller Art
◆ Allgemeine Abwehrschwäche
◆ Stoffwechsel- und Kreislaufverbesserung, besonders in der Rekonvaleszenzzeit nach schweren Erkrankungen und Operationen (natürlich neben den vom Arzt verordneten Medikamenten)
◆ Schweißausbrüche als Zeichen körperlicher Schwäche oder nach schweren Erkrankungen
◆ Wechseljahrebeschwerden

Diese Fenchelprodukte können Sie im Fachhandel kaufen:
◆ **ganzen Fenchel**
◆ **Fenchelpulver**
◆ **Fencheltabletten**
◆ **Fenchel-Galgant-Tabletten**
◆ **Fenchelmischpulver Sivesan**
◆ **Fenchelsaft**

Zutaten
16 g Fenchelpulver
8 g Galgantwurzelpulver
4 g Diptampulver
2 g Habichtskrautpulver

EDELKASTANIE

.... ◆ ....

Die Edelkastanie ist ebenso wie der Fenchel 100-prozentig gesund, egal, welche Teile man verwendet, ob das Holz des Baumes, die essbaren und sehr wohlschmeckenden Früchte oder die Fruchtschalen und die Blätter. Alle haben auf den Körper eine positive Wirkung, speziell auf die Leber und die Gefäße; deshalb empfiehlt sie die heilige Hildegard bei Schwächezuständen jedweder Art.

Die Edelkastanie ist die essbare Kastanie, die in den wärmeren Gefilden südlich der Alpen bestens gedeiht und hoch geschätzt wird, aber auch bei uns in klimatisch begünstigten Gebieten, z. B. in Baden-Württemberg, vorkommt. Man findet in Südeuropa oft ganze Kastanienwälder und -alleen, teils künstlich angelegt, teils durch Wildwuchs verbreitet. Die bis zu 35 Meter hoch werdenden Bäume tragen meistens erst ab dem 30. Jahr Früchte, unter günstigen Bedingungen schon ab dem 15. bis 20. Jahr.

An der Edelkastanie schätzt Hildegard sowohl die Früchte als auch Blätter, Fruchtschalen und Holz.

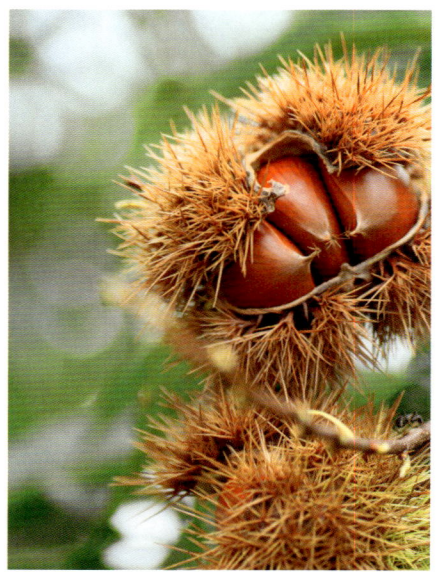

DAS »KLEINE NATURBROT« DER SÜDLÄNDER
Die Esskastanie spielte früher in den südlichen Ländern bei der Ernährung der armen Landbevölkerung eine wichtige Rolle; deshalb nannte man sie das »kleine Naturbrot«. Gerade wenn die Getreideernte einmal schlecht ausgefallen war, stellte die Edelkastanie nicht eine Beigabe, wie sonst, sondern häufig das Hauptlebensmittel dar und rettete ganze Landstriche vor dem Hungertod.

Bei uns am bekanntesten ist die geröstete Marone. Man muss dazu die Schale vor dem Erhitzen etwas einritzen. Auch unter Feinschmeckern ist die Edelkastanie bekannt. Gekochte und pürierte Esskastanien z. B. werden in der guten Küche sehr oft zu Wildgerichten gereicht. Im Handel gibt es auch die getrockneten Kastanien, die gekocht eine schmackhafte Beilage zu Fleisch-, aber auch zu vegetarischen Gerichten sind. In Rotkraut mitgekocht oder mit Dinkelkörnern schmecken sie vorzüglich. Man kann sie aber auch ganz roh und frisch vom Baum essen.

DIE BIOSTOFFE DER EDELKASTANIE

Die Esskastanie hat ca. 30 Prozent Kohlenhydrate und etwas Eiweiß; sie enthält Vitamin A, sehr viele Vitamine der B-Gruppe und in geringer Menge auch Vitamin C. Außerdem ist sie reich an Phosphor und Kalium (700 Milligramm auf 100 Gramm, also dreimal so viel wie in der Kartoffel) und somit eine der kaliumreichsten Früchte überhaupt. Sie ist deshalb für Diabetiker, Herz-Kreislauf-Kranke und Nierenpatienten als Nahrungsergänzung bestens geeignet. Insulinpflichtige Diabetiker müssen allerdings die Kohlenhydrate mit ihren Broteinheiten verrechnen.

Die Kastanie ist eine der kalziumreichsten Früchte schlechthin. Kalzium ist besonders wichtig für den Knochenaufbau, die Blutgerinnung sowie für die Erregbarkeit von Nerven- und Muskelzellen.

EDELKASTANIE FÜR FEINSCHMECKER

So viel Gesundheit können wir sogar in äußerst schmackhaften Gerichten zu uns nehmen. Probieren Sie doch mal die folgenden Rezepte aus.

EDELKASTANIENGEMÜSE

Zubereitung: Edelkastanien einritzen und auf dem Backblech in ca. 15 Minuten rösten. Danach sofort schälen und innere Haut entfernen. Gewürfelte Zwiebel in Butter andünsten, mit der Gemüsebrühe ablöschen und mit den geschälten Kastanien ca. 10 Minuten schmoren lassen. Mit Kräutern garnieren. Passt vorzüglich zu Lamm oder Wild.

Zutaten
500 g Edelkastanien
2 EL Butter
1 Zwiebel
¼ l Gemüsebrühe
Petersilie, Bertram
Galgant, Muskat

EDELKASTANIENGEMÜSE

Zutaten

500 g Edelkastanien
1 l Gemüsebrühe
⅛ l saure Sahne
¼ l Rotwein

Zubereitung: Geschälte und gedünstete Kastanien (Seite 61) im Mixer pürieren, mit der Brühe ablöschen und anschließend in Sahne und Wein kurz aufkochen und heiß servieren. Man kann auch fertiges Kastanienmehl verwenden.

EDELKASTANIENGEMÜSE

Zutaten

500 g Edelkastanien
70 g Zucker
¼ l Weißwein
Vanillestange

Zubereitung: Zucker mit Wein und Vanillestange ca. 10 Minuten kochen lassen. Vorgekochte, geschälte Kastanien hineingeben und darin ganz weich kochen (Vorsicht: Sie dürfen nicht zerfallen!). Das Kompott können Sie warm oder kalt reichen.

GEGEN DIESE KRANKHEITEN HILFT DIE KASTANIE

Die Kastanie kann jedoch auch gezielt gegen verschiedenste Krankheiten eingesetzt werden. Hildegard gibt uns einen Überblick über die Heilwirkungen der Kastanie.

SAUNAAUFGUSS BEI RHEUMA UND GICHT

»Und was in ihm (dem Kastanienbaum) *ist, und auch seine Frucht ist nützlich gegen Schwäche, die im Menschen ist. Wer gichtkrank ist und daher jähzornig, weil die Gicht immer mit dem Zorn einhergeht, koche Blätter und Schalen der Frucht in Wasser und mache damit oft ein Dampfbad, und die Gicht in ihm wird weichen, und er wird einen milden Sinn haben…«*

So wirkt beispielsweise ein Saunaaufguss oder ein Badezusatz aus den oben genannten Zutaten bei Rheuma, Gicht und – wie Hildegard erklärt – dem damit einhergehenden Jähzorn (Seite 98).

GEKOCHTE KASTANIEN BEI KONZENTRATIONSSTÖRUNGEN

»… Der Mensch, dem das Gehirn wie leer ist und der daher schwach im Kopf ist, koche die Fruchtkerne dieses Baumes in Wasser und nehme sie oft nüchtern und nach dem Essen, und sein Gehirn wächst und wird gefüllt, seine Nerven werden stark, und der Kopfschmerz wird weichen… Wer an der Leber Schmerzen hat, zerquetsche oft die Kerne, lege sie so in Honig und esse sie oft mit diesem Honig, und seine Leber wird gesund werden …«

Bei *»Leere im Kopf«*, Konzentrationsstörungen und Kopfschmerzen helfen die gekochten Kastanien (Seite 106).

MAGENSCHMERZEN

»… Auch wer Magenschmerzen hat, koche diese Kerne stark in Wasser und zerkleinere sie zu Brei, mische dann in einer Schüssel etwas Semmelmehl (Dinkelweißmehl) *mit Wasser, gebe etwas Süßholzpulver und etwas weniger Engelsüßwurzelpulver dazu, koche es nochmals mit den Kernen und bereite ein Mus und esse es, und es wird den Magen reinigen und ihn warm und kräftig machen…«*

Diese Suppe können Sie nicht nur bei Magenschmerzen einsetzen, sondern bei allen Beschwerden im Magen-Darm-, Leber-, Gallen- und Bauchspeicheldrüsenbereich.
Die rohen Maroni wiederum finden Anwendung bei Herzschmerzen, *»Schwermut vom Herzen«* (Seite 130), die gerösteten Maroni schließlich bei Milzschmerzen (Seite 97).

Diese Edelkastanienprodukte können Sie im Fachhandel kaufen:
- **Edelkastanienhonig**
- **Edelkastanienmehl**
- **Edelkastanien**
  – geschält und gekocht
  – getrocknet und geschält
- **Edelkastaniensaunaaufguss**
- **Edelkastanientinktur**

Die Krankheiten und Beschwerden

Allergien

MAGENFIEBER

SYMPTOME

◆ **Hautbereich:** juckende Schwellungen, teilweise mit roten Stellen, Quaddeln und Bläschen, manchmal mit Sekret gefüllt ◆ **Schleimhautbereich:** Schwellungen, teilweise mit Schmerzen; geschwollene und entzündete Augen, triefende Nase ◆ **Atemwegsbereich:** Schleimhautschwellungen mit Atemnot oder Husten ◆ **Verdauungstrakt:** Schmerzen und Unverträglichkeiten von Nahrung, Übelkeit ◆

Bei Allergien kommt häufig der Magen als Hauptverursacher infrage. Hildegard bezeichnet dies als *»Fieber des Magens«.* **Die folgenden Heilmittel kommen – Hildegard zufolge – Allergikern zugute.**

ALOE

Die Aloe gehört zur Familie der Liliaceae. Ihre Urheimat ist Südafrika; von dort wurde sie schon zwischen 3000 bis 2000 v. Chr. in die damaligen Kulturländer gebracht und dort für Heilzwecke eingesetzt. Man kennt auf der ganzen Welt inzwischen nahezu 300 verschiedene Arten, von denen aber für medizinische Zwecke nur sehr wenige verwendet werden.

In Apotheken können Sie die Aloe als Pulver oder in Körnchenform erhalten. Sie wird aus dem eingekochten Saft der Aloeblätter hergestellt.

HILDEGARD ÜBER DIE ALOE BEI ALLERGIEN

»Der Saft der Aloe ist warm und hat große Kraft. Wenn jemand täglich starkes Fieber im Magen hat, mache er einen Hanfumschlag mit Aloe, lege ihn auf den Magen und den Nabel, und das Fieber wird

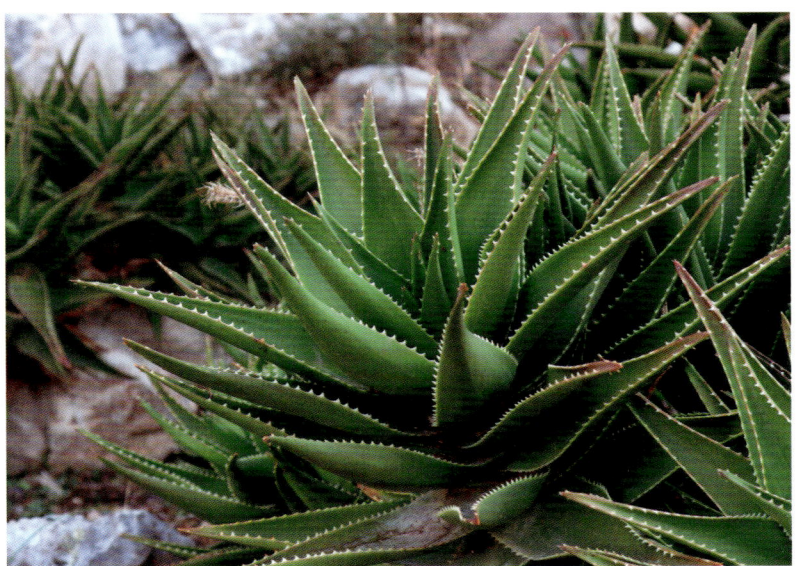

In Indien und China werden mit Aloe die »bösen Geister« vertrieben.

weichen. Denn der Geruch (dieses Saftes) *stärkt den Körper des Menschen innerlich, ermüdet aber dennoch den Kopf, aber die Ermüdung, die im Kopf des Menschen ist, reinigt es.«*

ALOEUMSCHLAG AUF DEN MAGEN

Lösen Sie für diesen Umschlag einige Aloekörner, die Sie grammweise in jeder Apotheke erhalten, in Wasser auf. Mit diesem Aloewasser tränken Sie ein Leinentuch und legen es als Umschlag auf die Magenpartie. Sehr wichtig ist dabei, dass wirklich ein reines Leinentuch, das ja aus Hanf hergestellt ist, verwendet wird, also keinerlei Kunstfaser oder Synthetik enthält. Erst die Verbindung von Aloe und Leinen bringt die erwünschte Wirkung.

KALTER ODER WARMER UMSCHLAG?

Zu dieser Frage gibt Hildegard keine direkten Anweisungen, zumindest nicht unter »Aloe«. An anderer Stelle sagt sie aber: *»Wir müssen auf die Stimme unserer Seele hören, wenn wir gesunden* *wollen!«* Ob der Umschlag nun warm oder kalt sein soll, entscheiden folglich allein Sie. Das kann sich aber im Zeitraum einer Erkrankung von Tag zu Tag durchaus ändern, und Sie sollten sich dabei immer von Ihrem Gefühl leiten lassen.

Innerlich nur kurz anwenden

Wegen ihrer guten darmanregenden Wirkung und des damit verbundenen Verlustes an Elektrolyten sollten Sie die Aloe – innerlich – nicht länger als maximal sechs Wochen hintereinander einnehmen. Deshalb ist natürlich die Anwendung von Aloe bei einem Darmverschluss verboten und auch – wegen des Mineralstoffverlustes – bei einer Schwangerschaft nicht ratsam. Während der Menstruation sollten Frauen ebenfalls keine Aloepräparate einnehmen.

Achtung
Die Aloe enthält stark abführende Anthraglykoside und Harze – nur selten wird sie daher ohne Beimischung anderer Ingredienzen verschrieben. Beachten Sie: Längerer Gebrauch führt zu einer gewissen Abhängigkeit!

Flohsamen

Flohsamen ist der Samen einer Spitzwegerichart aus dem Mittelmeerraum. Aufgrund seiner hohen Quellfähigkeit wird der Flohsamen in erster Linie bei Verstopfungen (Seite 152) eingesetzt. Gegen Allergien hilft er äußerlich als Packung auf den Magen und innerlich als Wein; beiderlei Herstellung ist recht einfach.
Der Flohsamenwein hat sich zudem bei Erkältungen als hilfreich erwiesen.

Flohsamenpackung und Flohsamenwein

◆

Zutaten
4–5 EL Flohsamen
1 l Wein

Zubereitung: Bringen Sie den Flohsamen im Wein ca. 4–5 Minuten lang zum Kochen. Abseihen und den abgeseihten Wein in ein Gefäß abfüllen. Schlagen Sie dann die aufgequollenen Körner in ein dünnes Tuch.

GLEICHZEITIGE ANWENDUNG

Legen Sie die Packung noch heiß auf den Magen. Lassen Sie sie so lange liegen, wie Sie es als angenehm empfinden. Von dem abgeseihten Wein sollten Sie, während die Packung noch aufliegt, ein wenig warm trinken, das verstärkt die Wirkung noch.

Trinken Sie bei Erkältungen drei- bis viermal täglich ein kleines Gläschen warmen Flohsamenwein.

GOLD

Gegen *»Fieber im Magen«* empfiehlt Hildegard auch den Goldwein. Hauptsächlich findet er zwar gegen Rheuma Anwendung, er ist aber auch gegen Allergien wirksam.

HILDEGARD ÜBER DEN GOLDWEIN

◆

»Wer Fieber im Magen hat, erwärme mit erhitztem Gold reinen und guten Wein und trinke ihn, und das Fieber wird ihn verlassen, weil die gute Kraft dieses Goldes mit der durch Feuerkraft veränderten Wärme die schlimmen Magensäfte wegnimmt.«

»Beim Goldschmied« Miniatur aus dem Codex des Balthasar Behaim.

Trinken Sie zwei- bis dreimal täglich ca. 20 Milliliter warm. Selbstverständlich ist der Goldwein fertig über die Hildegard-Vertriebe zu beziehen. Sie können ihn aber auch selber herstellen. Lassen Sie sich dazu bei einem Goldschmied die Heizspirale eines kleinen Eintauchsieders in einem Elektrolytbad vergolden. Damit können Sie sich jederzeit etwas Wein erhitzen – und fertig ist der Goldwein!

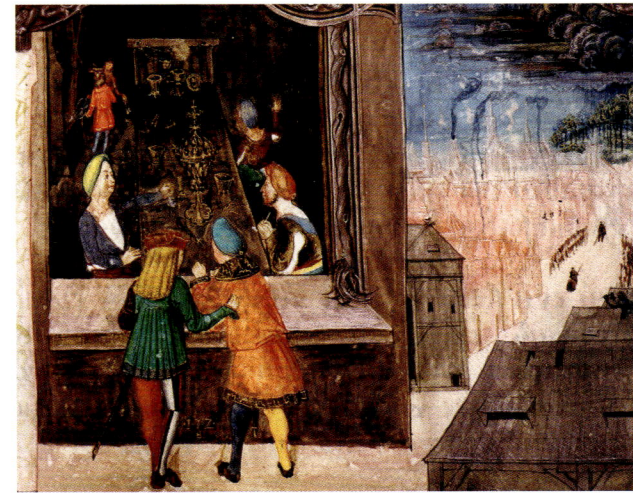

MILCHUNVERTRÄGLICHKEIT

SYMPTOME

◆ **Verdauungsbeschwerden** (Blähungen, Magenkrämpfe, Durchfälle), die infolge des Genusses von **Milchprodukten** (Milch, Quark; Käse, Milchschokolade, Pizza u.Ä.) auftreten ◆

MANDEL

Kranken sowie Gesunden sind die süßen Mandeln zu empfehlen. Sie enthalten relativ wenig Zucker und eignen sich daher auch als Nahrungsergänzung für Diabetiker.

Bei vielen Menschen entwickelt sich bis zum 20. Lebensjahr eine Milchunverträglichkeit. Die hilfreichste Maßnahme ist nach wie vor, so weit wie möglich auf alle Milchprodukte zu verzichten. Als Ersatz hat sich eine Milch aus Mandeln bewährt.

Der Mandelbaum kommt ursprünglich aus Vorder- und Mittelasien, wurde aber schon im Altertum im Mittelmeerraum heimisch und gehört heute zu den Zier- und Nutzbäumen, die oftmals ganze Landschaften prägen.

MANDELMILCH ALS GRUNDNAHRUNG FÜR ALLERGISCHE KINDER

Zerstoßene Mandeln enthalten das Enzym Emulsin. Wenn man Wasser dazugibt, entsteht eine milchige Flüssigkeit, die Mandelmilch. In der Kosmetik dient sie zur Pflege der empfindlichen Haut; bei allergisch reagierenden Kindern bietet sie einen Milchersatz. Diese »Pflanzenmilch« enthält sehr viele pflanzliche Eiweißstoffe – ein Vorzug gegenüber dem tierischen Eiweiß in der Milch und in Milchprodukten. Sie führt zu weniger Fäulnisvorgängen im Darm; zudem gibt es kaum eine Sensibilisierung gegen diese pflanzlichen Eiweißstoffe. Wegen der ausgesprochen darmverträglichen Eigenschaften der Mandelmilch kann gegen eine vorhandene Allergie sehr viel leichter mit entsprechenden Medikamenten vorgegangen werden. Häufig helfen schon schwächere Präparate, so dass der Organismus des Allergikers geschont wird.

MANDELMILCH

◆

Zubereitung: Die süßen Mandeln mit kochendem Wasser überbrühen und die braune Haut abziehen. Dann die weißen Kerne in einem Mixer zerkleinern, mit dem kalten Wasser vermengen und nochmals durchmixen. Geben Sie die Masse in eine Schüssel; mit dem Wasser verrühren und etwa 2 Stunden kalt stellen. Danach seihen Sie die Flüssigkeit durch ein Sieb und anschließend durch ein feines Tuch ab, um alle festen Stoffe zu entfernen.

Zutaten
ca. 250 g süße Mandeln
½ l kochendes Wasser
4 EL kaltes Wasser
1 l abgekochtes und erkaltetes Wasser

Diese Mandelmilch hält sich im Kühlschrank ca. 24 Stunden frisch und bildet als Ersatz für Kuhmilch die Nahrungsgrundlage bei allergischen Kindern.

UNSER HEUTIGES MARZIPAN

Als im frühen Mittelalter die spanische Stadt Toledo einmal über längere Zeit belagert wurde, die Getreidevorräte zur Neige gingen und eine Hungersnot drohte, in den Vorratsräumen indes die ertragreiche Mandelernte des letzten Jahres noch lagerte, kamen die Nonnen eines Klosters auf folgende Idee: Sie verarbeiteten die gemahlenen Mandeln zu einem Teig und backten ihn im Ofen. Dieses Gebäck nannten sie Mazapan, was so viel heißt wie »Brot aus Mandeln«. So überstanden die Eingeschlossenen unbeschadet die Belagerung die Geburtsstunde des heutigen Marzipans, dessen Hauptbestandteil gemahlene süße Mandeln sind. Durch die Hanse kam dieses Rezept nach Lübeck und trat von dort aus seinen Siegeszug um die Welt als »Echtes Lübecker Marzipan« an.

Aus Mazapán - dem Mandelbrot – ist später unser Marzipan entstanden.

Atmungsorgane

ASTHMA

SYMPTOME

◆ »**Giemende Atmung**«, d. h. stoßartige Atemzüge ◆ **Enge-** und **Druckgefühl** in der Brust ◆ Krampfartiger **Husten** ◆

LUNGENKRAUT

In der Volksmedizin ist das Lungenkraut erst durch Paracelsus bekannt geworden. Er empfahl es in seiner Signaturenlehre u. a. gegen Erkrankungen im Hals-Lungen-Bereich.

Das Lungenkraut ist eine anspruchslose Pflanze, deren Blätter schon unmittelbar nach der Schneeschmelze zum Vorschein kommen und die wegen ihrer hellen Flecken auf dem dunklen Grün sicher schon jedem einmal aufgefallen sind. Es wird 10 bis 30 Zentimeter hoch, liebt den Halbschatten und die Feuchtigkeit und gedeiht deshalb besonders gut unter Büschen und im Schatten der Bäume.

Das Lungenkraut ist eine mehrjährige Pflanze, die im April und Mai blüht. Die Blätter sammelt man in diesem Zeitraum, das Kraut etwas später.

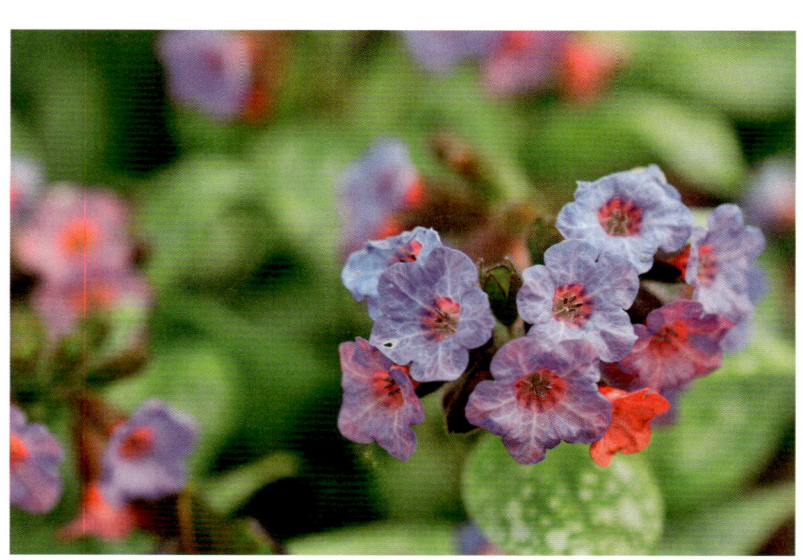

LUNGENEMPHYSEM UND ASTHMA

In ihren Schriften beschreibt Hildegard genau die Symptome des Lungenemphysems, also der Blählunge, gegen die es weder in der damaligen Zeit noch heute in der Schulmedizin und auch nicht in der Volks- oder Naturheilkunde ein wirksames Mittel gab und gibt. Beim symptomverwandten Asthma kann das Lungenkraut ebenso effektiv eingesetzt werden, und zwar zu dem folgenden Wein verarbeitet.

LUNGENKRAUTWEIN

Zubereitung: Lungenkraut im Wein kalt ansetzen, zum Kochen bringen und weitere 3-5 Minuten nachköcheln lassen. Statt der angegebenen Menge Frischkraut können Sie auch etwa 30 g getrocknetes Kraut nehmen.
Nach dem Erkalten abseihen und in saubere Flaschen abfüllen.

Zutaten
40-50 g klein ge-schnittenes Lungen-kraut (frisch oder getrocknet)
ca. 1 l reiner Wein

LUNGENKRAUT SELBST ANPFLANZEN

Trinken Sie mehrmals täglich ein Gläschen (20 Milliliter) Lungenkrautwein vor dem Essen. Vergessen Sie nicht, den Wein im Mund auf Körpertemperatur zu erwärmen! Wenn Sie von asthmatischen Beschwerden heimgesucht werden, sollten Sie diesen Lungenkrautwein unbedingt probieren und über einen längeren Zeitraum einnehmen.
Versuchen Sie, für Ihren Eigenbedarf dieses Kraut irgendwo unter Schatten spendenden Büschen oder Bäumen selbst an-zupflanzen – sofern Sie die Möglichkeit haben. Verwendet werden die Blätter und die Blüten; Erntezeit ist von März/April bis August. Zum Trocknen sollten Sie die Pflanzen ab-schneiden und im Schatten am Stiel aufhängen.
Sie können das Lungenkraut jedoch auch über Fachhandel oder Apotheken beziehen.

HIRSCHZUNGE

Die Hirschzunge wirkt:
- **harntreibend**
- **auswurflösend**
- **entzündungshemmend**

Die Hirschzunge gehört zur Familie der Farngewächse. Sie wächst im Schatten steiniger und feuchter Wälder auf kalkhaltigem Boden. Im gesamten Mittelmeerraum, im südlichen Deutschland und besonders in Irland ist sie verbreitet. Die langen schmalen, glatten und lederartigen Blätter werden bis 60 Zentimeter lang, ihre Form hat der Pflanze ihren deutschen Namen gegeben: Hirschzunge.

Die Hirschzunge enthält neben Polysacchariden und Bioflavonoiden auch Schleim- und Gerbstoffe, die harntreibend und auswurflösend wirken. Dementsprechend wird die Pflanze auch in der Volksheilkunde eingesetzt: Tee als Aufguss bei Bronchialkatarrh, um den Husten zu lösen und den Harnstoffwechsel anzutreiben.

HILDEGARD ÜBER DIE HIRSCHZUNGE

»Und dörre sachte wiederum Hirschzunge in der heißen Sonne oder auf einem warmen Ziegelstein, pulverisiere sie und lecke dieses Pulver nüchtern und nach dem Essen aus deiner Hand, und es nimmt den Schmerz im Kopf und in der Brust.«

Folgende Hirschzungenprodukte gibt es im Fachhandel:
- **Hirschzungenelixier**
- **Hirschzungengewürz**
- **Hirschzungenpulver**

In der Hildegard-Heilkunde wird jedoch nicht nur das Hirschzungenpulver gegen Erkrankungen der Leber und im Lungenbereich wie gegen Asthma eingesetzt, sondern auch das bekannte Hirschzungenelixier. Es ist eines der am erfolgreichsten eingesetzten Heilmittel Hildegards. Sie können es selbst herstellen (Seite 83), aber auch im Fachhandel kaufen. Bei regelmäßiger Einnahme über einen längeren Zeitraum hinweg lindert es asthmatische Beschwerden. Beachten Sie jedoch, dass die Hirschzunge zu den gefährdeten Pflanzen gehört und streng naturgeschützt ist. Für das Hirschzungenelixier werden die Pflanzen in eigens von den Behörden genehmigten Anbaugebieten gezogen.

ATEMBESCHWERDEN

SYMPTOME

◆ **Starker Zwang**, tief durchatmen zu müssen ◆ **Engegefühl** in der Brust ◆ **Schwindel, Herzklopfen** ◆ **Nervosität, Konzentrationsschwierigkeiten** ◆

Bei Atembeschwerden dieser Art kommt in der Regel das Ausatmen zu kurz, der Kohlensäuregehalt im Blut sinkt, und durch einen Reflex wird weniger Blut ins Gehirn geleitet. Die Ursachen sind bei den meisten Patienten psychischer Natur.

VEILCHEN

Gegen diese Beschwerden wird in der Hildegard-Heilkunde das Veilchen eingesetzt. Das wohlriechende Blümchen wächst in vielen Gegenden mit geeigneten Standortbedingungen fast wie Unkraut. Sammeln sollten Sie das nur maximal zehn Zentimeter hohe Veilchen bzw. speziell seine Blüten, im Frühjahr bei zunehmendem Mond, wenn die heilenden Säfte besonders stark enthalten sind.

Im späten Frühjahr wird das kleineVeilchen mit dem im Boden verankerten, kriechenden Wurzelstock häufig von den üppigeren Pflanzen überdeckt.

HILDEGARD ÜBER DAS VEILCHEN

.... ◆ ....

»Wenn jemand durch Melancholie und Verdruss im Sinn beschwert wird und so die Lunge schädigt (also unwillentlich in die typische Pressatmung des psychisch Belasteten verfällt, die Atembeschwerden hervorrufen kann), *der koche Veilchen in reinem Wein, seihe es durch ein Tuch und gebe diesem Wein Galgant und Süßholz bei, so viel er will, und mache einen Klartrank und trinke ihn, und es unterdrückt die Melancholie und macht ihn froh, und seine Lunge heilt es.«*

VEILCHENWEIN BEI ATEMBESCHWERDEN

◆

Zutaten

*40–50 g frische
Veilchen
1 l naturreiner Wein
geschnittene
Galgantwurzeln
geschnittene
Süßholzwurzeln*

Zubereitung: Veilchen in Wein kalt ansetzen, zum Kochen bringen, noch ca. 3 Minuten leicht köcheln lassen und abseihen. Galgant- und Süßholzwurzeln je nach Geschmack dazugeben. Veilchenwein nochmals einige Minuten köcheln lassen, damit die Inhaltsstoffe vom Wein aufgesogen werden. Mit den Wurzeln je nach Geschmack nachwürzen (und immer nachköcheln!), bis Ihnen der Geschmack zusagt. Durch ein Tuch abseihen – also einen Klartrank machen und noch warm in die Flasche abfüllen.

In der Naturheilkunde wird das Veilchen als Tee eingesetzt, besonders gegen rheumatische Schmerzen, Asthma, Husten, Bronchialerkrankungen und Hautunreinheiten. In der Hildegard-Heilkunde sind die Indikationen ähnlich, aber noch etwas gezielter. Obiger Veilchenwein wird speziell gegen Atembeschwerden verwendet.

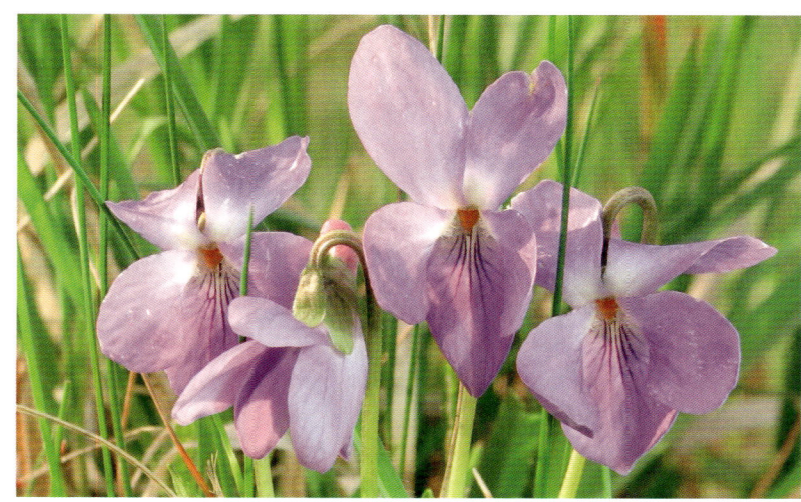

Das Veilchen wird auch Märzveilchen genannt, da es von März bis Mai blüht. In dieser Zeit wird es auch gesammelt.

FRÜHJAHRSKUR ZUR VORBEUGUNG

Sie neigen dazu, sich schnell aufzuregen und alles immer etwas dramatischer zu sehen, als es letztendlich ist? Lassen Sie sich nicht unnötig unter Stress setzen! Grundsätzlich sollten Sie sich im Frühjahr unterstützend den auf Seite 74 genannten Veilchenwein kochen und täglich mehrmals ein Gläschen in Zimmertemperatur trinken.

ZIMT

HILDEGARD ÜBER DEN ZIMT

◆

»Wessen Kopf schwer ist, dass er den Atem schwer durch die Nase ausstößt und einzieht (Atemstörung) , der esse Zimtpulver oft mit einem Bissen Brot, oder er lecke es aus seiner Hand, und es löst die schädlichen Säfte, durch die sein Kopf stumpf ist, auf«

Bei allen Atembeschwerden, bei denen Sie einen schweren, dumpfen Kopf – wahrscheinlich wegen Sauerstoffmangels im Gehirn – haben, sollten Sie laut Hildegard etwas Zimt mit Brot essen. Das Lecken aus der Hand muss im Körper irgendeinen besonderen Reiz auslösen. Patienten mit einschlägiger Erfahrung erklären, dass dies viel schneller und besser wirke, als wenn man Zimt einfach mit einem Bissen Brot einnimmt.

Bei Hildegard gehört der Zimt zu den bedeutenden Heilmitteln – allein oder in Verbindung mit anderen Ingredienzen.

WELCHE ZIMTSORTE?

Zimt oder Zimtöl wird aus der Rinde des Zimtbaumes gewonnen, von dem es mehrere Sorten gibt. Welche davon Hildegard in ihren Rezepten empfiehlt, lässt sich heute nicht mehr genau nachweisen. Für Heilzwecke wird bevorzugt der echte Zimt verwendet, von einem hauptsächlich auf Ceylon wild wachsenden Zimtbaum. Eine zweite Zimtsorte ist der Chinazimt aus der Rinde des Kassiabaumes. Er erreicht jedoch nicht die Qualität des Ceylonzimts und hat einen deutlich herberen Geschmack.

Der weiße Zimt des Weißen Kaneelbaumes in den USA wird vor allem in Gewürzmischungen und zur Likörherstellung eingesetzt.

HUSTEN

SYMPTOME

◆ **Tief sitzender Husten** mit **Schleimauswurf** zeigt eine ernsthafte Erkrankung der oberen Atemwege an ◆ **Kratzender** und **krampfartiger Husten** kann bei asthmatischen Erkrankungen und Keuchhusten auftreten ◆ **Reizhusten** löst ein **Kribbeln im Hals** aus und ist typisch für **Empfindlichkeit** gegenüber Kaltluft; er kündigt oft eine nahende Erkältung an ◆ **Hüsteln** oder **Räuspern** ist in der Regel psychosomatisch bedingt ◆

ALOE

Die gebräuchlichsten Aloearten sind die Kapaloe und die Westindische Aloe. Sie werden schon seit langem in der Heilkunde eingesetzt. Alle Aloearten enthalten übrigens sehr stark abführende Anthraglykoside! Nehmen Sie die Aloe deshalb innerlich nur über einen kurzen Zeitraum hinweg ein!

Auch gegen Husten wird in der Hildegard-Medizin die Aloe eingesetzt – hierzu allerdings die Körner der Aloe, während die Blätter z. B. – getrocknet und mit anderen Pflanzen zusammen – in Abführ- und Blutreinigungstees Verwendung finden. Zudem ist die Aloe Bestandteil vieler Fertigarzneien, häufig als Mischung mit Fenchel und Kamille.

HILDEGARD ÜBER DIE ALOE

◆

»Wer Husten hat, der lege ein so mit Aloe bereitetes Hanftuch auf seine Brust, dass er auch diesen Geruch mit der Nase einzieht, und der Husten wird weichen.«

BRUSTWICKEL

Lösen Sie die Aloekörner im Wasser auf, und tränken Sie damit ein reines Leinentuch (Seite 65). Legen Sie das Tuch so auf die Brust, dass Sie gleichzeitig den Geruch der Aloe inhalieren können – je länger Sie dies tun, desto besser.

ANDORN

Der Andorn ist ein uraltes Heilkraut und enthält ätherische Öle, Kalium, Eisen und Gerbstoffe. Diese Stoffe wirken schleimlösend und entkrampfend auf Lunge und Bronchien. Hierfür wird der Andorn meist als Tee eingesetzt, wobei darauf zu achten ist, dass man das geschnittene Kraut mit dem Wasser erst einmal kurz aufkochen sollte, bevor man es noch einige Minuten ziehen lässt. Äußerlich wird Andorn in der Volksheilkunde manchmal auch als Wundmittel eingesetzt. Nebenwirkungen sind bisher nicht bekannt.

Der Andorn ist ein filziges, weißlich grünes Kraut und wird bis zu 50 Zentimeter hoch. Beim flüchtigen Hinsehen kann man es für eine Brennnessel halten.

HILDEGARD ÜBER DEN ANDORN

.... ◆ ....

»Wer Husten hat, nehme Fenchel und Dill in gleichem Gewicht, füge ein Drittel Andorn bei, koche das mit Wein, seihe es durch ein Tuch und trinke es, und der Husten wird weichen.«

ANDORNWEIN BEI HUSTEN

Hildegards Hustenwein beseitigt nicht nur den Husten, sondern bekämpft auch dessen Ursache, z. B. eine starke Erkältung oder Grippe, und trägt somit zum Heilungsprozess bei.

ANDORNWEIN

.... ◆ ....

Zubereitung: Nebenstehende Kräuter mischen und im Wein 3–4 Minuten abkochen; danach lassen Sie sie noch etwas ziehen und seihen sie dann ab.

Zutaten
10 g Andornkraut
30 g Fenchelkraut
30 g Dillkraut
1 l guter Wein

Trinken Sie mehrmals am Tag ein kleines Gläschen davon (warm), bis der Husten abgeklungen ist. Zum Warmhalten empfiehlt sich eine Thermoskanne.

WERMUT

Die Wermutpflanze, die 60 bis 100 Zentimeter hoch wird und kleine Büsche bildet, ist auf der ganzen nördlichen Halbkugel in den warmen und gemäßigt warmen Gegenden zu Hause und sollte eigentlich in jedem Garten einen festen Platz haben. Sie findet als Tee, als Saft und als Salbe gegen unterschiedliche Beschwerden Anwendung. Gegen Husten wirkt der Saft mit Öl vermischt. Sie können die verschiedenen Wermutprodukte zum Teil selbst herstellen oder über die Hildegard-Vertriebe bzw. die Apotheke kaufen.

HILDEGARD ÜBER WERMUT BEI HUSTEN

»Gieße Wermutsaft in Olivenöl, wärme es in einem gläsernen Gefäß an der Sonne und bewahre es so ein Jahr lang auf Und wenn jemand in oder um die Brust Schmerzen hat, dass er hustet, salbe ihn auf der Brust damit.«

HUSTENÖL ZUM EINREIBEN

Zutaten
70 ml Wermutsaft
200 ml Olivenöl

Zubereitung: Das Wermuthustenöl wird aus dem frisch gepressten Wermutsaft und dem reinen Olivenöl zusammengemischt.

Diese Mischung sollten Sie in einer hellen Flasche einige Wochen dem Sonnenlicht aussetzen und immer wieder einmal durchschütteln. Gut lagern, denn das Wermutöl ist erst nach einem Jahr gebrauchsfähig.

Durch die lange Lagerung und die intensive Sonnenbestrahlung wird das Öl leicht ranzig und riecht etwas unangenehm, kann aber trotzdem vorbehaltlos verwendet werden. Wermuthustenöl ist natürlich auch im Fachhandel erhältlich.

WIRKUNG IM GESAMTEN BRUSTBEREICH

Das Wermutöl bekämpft Husten und Schmerzen im gesamten Brustbereich, Rippenfell- und Brustfellentzündungen. An den Einreibestellen können leichte Hautreizungen mit Rötungen und kleinen Knötchen entstehen, die unangenehm jucken. Deshalb sollten Sie im Schmerzbereich immer nur zwei bis drei Tropfen an einer bestimmten Stelle einreiben und die Einreibestellen wechseln. Sollte trotzdem Juckreiz auftreten, setzt man die Behandlung einfach einige Tage ab und nimmt dann die Einreibung an einer anderen Stelle vor.

WERMUT ERNTEN NACH DEN MONDPHASEN

Wollen Sie den Wermut selbst verarbeiten, sollten Sie darauf achten, dass Sie ihn möglichst nur im April und Mai ernten, da er dann die größte Kraft in sich trägt. Für den Saft – den Sie ja für das Hustenöl benötigen – sammeln Sie die frischen Triebe des Wermuts in der Phase des zunehmenden Mondes kurz vor Vollmond am frühen Morgen: In dieser Zeit steigen die Säfte in der Pflanze stärker nach oben.

Tipp
Geben Sie am besten in Ihre Hustenölflasche einige Tropfen Rosenöl. Es überdeckt den unangenehmen Geruch des alternden Öls und verstärkt die Wirkung des Wermuthustenöls.

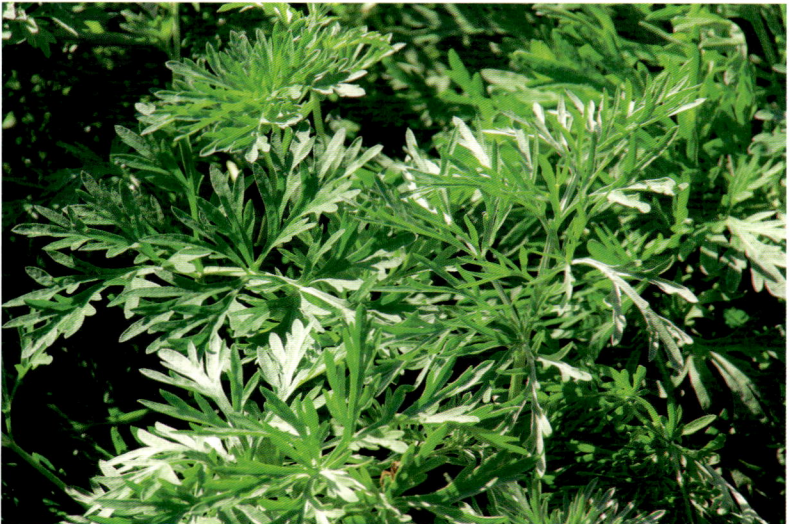

Der frisch gepresste Saft des Wermuts ist die Grundlage für Hildegards Hustenöl.

Achtung

Wermut im Übermaß kann zu Vergiftungen führen, die mit anfallsweisem Schwindel, Kopfschmerzen, Zittern und Muskelkrämpfen einhergehen. Auch Schwangere sollten in den ersten Monaten mit Wermut vorsichtig umgehen, da er den Brechreiz verstärken kann. Bei den Mengenangaben, die uns die heilige Hildegard empfiehlt, sind die beschriebenen negativen Wirkungen aber auf keinen Fall zu erwarten.

Lungenschmerzen

Symptome

◆ Trockener **Husten**; bisweilen wird etwas Schleim abgegeben ◆ **Atemnot** bei Anstrengungen ◆ Treten vor allem auf bei **Rauchern** und Personen, die lange **Schadstoffen ausgesetzt** sind ◆

Alant

Im Alant befinden sich relativ hohe Mengen Inulin, das in Fruchtzucker gespalten besonders für Diabetiker geeignet ist. Es findet ab und zu Verwendung als Bestandteil von Diabetikerbrot.

Alant, auch echter Alant genannt, ist ein sehr ausdauerndes Kraut, das aus dem Orient nach Europa kam und heute bei uns wild als Unkraut an feuchten Wegen, Ufern und Gebüschen wächst. Für Heilzwecke wird es in Kulturen angebaut.

Inhaltsstoffe

Die Wurzeln enthalten vor allem Inulin, ätherische Öle, Alantolakton und leichte Bitterstoffe. Kandiert waren sie im Mittelalter eine beliebte Süßigkeit. Damals wie heute setzt man Alant bei allen Bronchialerkrankungen bis hin zum Keuchhusten ein, meist als Tee. Alant wirkt hustenlösend, harn- und schweißtreibend und beseitigt Unregelmäßigkeiten bei der Menstruation.

HILDEGARD ÜBER DEN ALANT

······················· ◆ ·······················

»Wer Lungenschmerzen hat, der trinke ihn täglich mäßig vor dem Essen, und er nimmt den Eiter aus seiner Lunge weg, unterdrückt die Migräne und reinigt die Augen. Aber wenn jemand ihn zu häufig so trinken würde, den würde er wegen seiner Stärke schädigen.«

Als eine mit Schmerzen verbundene Erkrankung der Lunge kann man z. B. die Atembeschwerden des Rauchers werten, aber auch die Mehlstaublunge, früher eine Berufskrankheit der Bäcker, sowie die Steinstaublunge der Steinmetze und der Bergleute.

NUR BEI LUNGENSCHMERZEN

Hildegard empfiehlt uns den Alantwein bei allen schmerzhaften Lungenerkrankungen, bei denen der ausgehustete Schleim gelblich ist, also Eiter enthält. Im Fall einer Lungen-Tbc kann der Alantwein natürlich nur als unterstützende Maßnahme dienen. Seine Verwendung sollte dann auch unbedingt mit dem behandelnden Arzt abgesprochen werden. Beachten Sie bitte, dass Sie Alant wirklich nur dann verwenden, wenn die Indikation genau zutrifft, wenn also Schmerzen in der Lunge auftreten – sonst nicht!

In der »normalen« Naturheilkunde wird Alant meist als Tee verwendet, bei Hildegard aber nur als Kaltauszug in Wein oder in Honigwürze.

ALANTWEIN

······················· ◆ ·······················

Zubereitung: Alant – grün oder getrocknet, die Pflanze oder die Wurzelstücke – in reinen Wein einlegen, bis er ausgezehrt ist und zusammengeschrumpft aussieht. Meist reicht es, wenn man ihn über Nacht einlegt; der Wein hat dann den leicht bitteren Geschmack der Pflanze angenommen. Für die alternative Honigwürze lösen Sie im Wasser so viel Honig auf, wie es annimmt.

Zutaten
*40–50 g Alantkraut oder 20–30 g geschnittene Wurzeln
1 l Wein bzw. reines Quellwasser
Honig für die Würze*

ALANTWEIN NICHT LAGERN

Kinder oder Patienten, die wegen einer anderen Erkrankung keinen Alkohol zu sich nehmen sollten, legen den Alant in die erwähnte Honigwürze.

Äußerst wichtig ist, dass Sie sich den Kaltauszug immer nur bei Bedarf zubereiten. Er sollte sofort verwendet werden. Sie können ihn also nicht auf Vorrat herstellen. Dennoch sollten Sie die getrockneten Pflanzen bzw. Wurzeln immer zur Hand haben. Bei Lungenschmerzen sollten Sie vor jedem Essen ein Gläschen Alantwein trinken, möglichst etwas angewärmt; oder Sie wälzen ihn so lange im Mund, bis der Wein Körpertemperatur angenommen hat.

ALTANT MIT FEIGE UND GALGANT BEI CHRONISCHEN LUNGENERKRANKUNGEN

Zutaten
1–2 Feigen
doppelte Menge
Alant
Galgantwurzeln
1 l Wein

Zubereitung: Die Feigen in Stücke zerschneiden, frischen Alant hinzufügen und das Ganze unter Beigabe von einigen Wurzelstückchen Galgant im Wein 4-5 Minuten kochen. Danach noch etwas stehen lassen und dann durch ein Tuch abseihen, damit man einen Klartrank erhält. Wer keinen Wein mag oder keinen trinken darf/soll, kann ersatzweise Wasser verwenden. Dies ergibt dann eine Art Tee.

ALS BEGLEITMASSNAHME

Bei chronischen Lungenerkrankungen sollten Sie davon öfters ein kleines Gläschen möglichst warm trinken, solange die Schmerzen anhalten.

Zu häufiger Gebrauch des Alantweins ruft Nebenwirkungen hervor und macht Krankheitserreger resistent. Wenn Sie das Medikament dann nämlich wirklich einmal dringend benötigen, zeigt es wegen des Gewöhnungseffekts nicht mehr die erhoffte Wirkung. Man sollte diesen Wein also nur dann trinken, wenn es notwendig ist, und nicht routinemäßig zur Vorbeugung, wie es leider viele Menschen heute auch mit starken Medikamenten machen.

HIRSCHZUNGE

Die Hirschzunge wächst in ganz Europa und Asien und wurde schon in alten Zeiten gegen die verschiedensten inneren Erkrankungen eingesetzt. Aufgrund ihrer harntreibenden und auswurffördernden Eigenschaft wird sie auch gegen Lungen- und Leberschmerzen eingesetzt – bevorzugt als Hirschzungenelixier!

HIRSCHZUNGENELIXIER

Zubereitung: Getrocknete Hirschzungenblätter ca. 5 Minuten kräftig im Wein abkochen, nach Geschmack den Honig dazugeben (Diabetiker natürlich weniger), das Ganze nochmals kurz aufkochen lassen und die Zimtstange (Diabetiker hier eher etwas mehr) und den Pfeffer hinzufügen.

Dieses Gemisch ein letztes Mal aufkochen, einige Minuten ziehen lassen und dann durch ein Tuch abseihen, da es einen Klartrank ergeben soll, wie Hildegard vorschreibt.

Zutaten
20–30 g getrocknete Hirschzungenblätter
1 ½–2 l Wein
100–200 g Honig
20–30 g Zimtstange
10–15 g langer Pfeffer

REGELMÄSSIGE ANWENDUNG

Füllen Sie das Hirschzungenelixier noch warm in gut gereinigte Flaschen ab. Vor und nach jedem Essen trinken Sie ein Gläschen (20 Milliliter) davon – natürlich mindestens körperwarm, also das Elixier immer etwas im Mund erwärmen oder vor dem Trinken in einem kleinen Töpfchen heiß machen. Bei schwereren Erkrankungen sollten Sie sich langsam an das Hirschzungenelixier gewöhnen. Zunächst trinken Sie zwei Wochen lang nach jedem Essen und erst ab der dritten Woche vor und nach jedem Essen ein Gläschen Hirschzungenelixier. Erfahrungsgemäß steigert dies die Heilwirkung bei Lungenschmerzen .

Die Hirschzunge ist eine der erfolgreichsten Heilpflanzen in der Hildegard-Heilkunde.

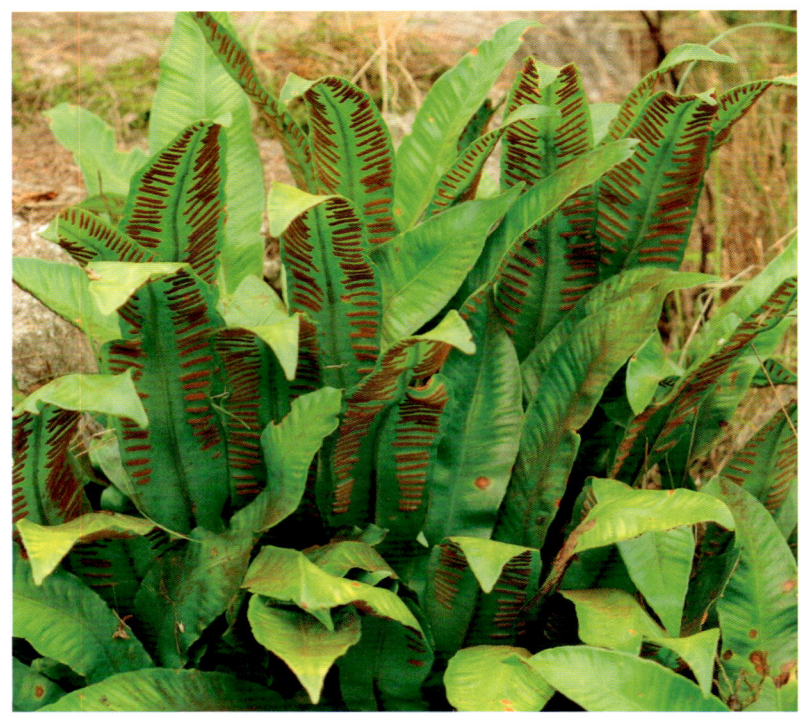

Zweifellos ist das Hirschzungenelixier, das Sie auch im Fachhandel finden, eines der am erfolgreichsten eingesetzten Hildegard-Mittel. Bei regelmäßiger Anwendung über einen längeren Zeitraum hinweg lindert es Beschwerden im Darm-, Leber- und Lungenbereich sowie Asthma.

ZUSAMMENHANG ZWISCHEN LEBER UND LUNGE

Bereits Hildegard hat eingehend die Zusammenhänge zwischen Lunge und Leber erklärt.

Bei Hildegard gehören die Leber und die Lunge – ähnlich wie in der chinesischen Medizin – energetisch eng zusammen; sie beeinflussen sich gegenseitig, sowohl positiv als auch negativ. Deshalb sollte man bei der Erkrankung des einen Organs auch das andere immer gleich mitbehandeln. Hildegard leistet mit ihrem Hirschzungenelixier einen wertvollen Beitrag dazu.

Augenbeschwerden

.... ◆ ....

AUGENERMÜDUNG

SYMPTOME

◆ Verschwimmende, unscharfe Bilder ◆ Brennende Augen
◆ Oft auch Kopfschmerzen ◆

VEILCHEN

In der Hildegard-Heilkunde wird das Veilchen – neben Atembeschwerden – auch gegen Augenermüdung mit nachlassender Sehkraft eingesetzt, was Hildegard mit *»Verdunkelung der Augen«* bezeichnet.

HILDEGARD ÜBER DIE »VERDUNKLUNG DER AUGEN«

.... ◆ ....

»Das Veilchen ist gut gegen Verdunkelung der Augen. Nimm gutes Öl und bring es an der Sonne oder am Feuer in einem sauberen Topf zum Sieden, wirf dann so viel hinein, damit es davon dick wird, und fülle es in ein Glas zum Aufbewahren .
… Abends salbe mit diesem Öl um die Augenlider und Augen herum ein, ohne dass es die Augen berührt, und es wird die Verdunkelung der Augen vertreiben.«

Dieses Augenmittel wirkt hervorragend bei nachlassender Sehkraft. Was Hildegard unter *»gutem Öl«* versteht, ist nicht eindeutig zu klären. Wichtig ist allerdings, dass das Öl rein ist und kalt gepresst. Für äußerliche Anwendungen wird in der Hildegard-Heilkunde Olivenöl bevorzugt, das Hildegard als *»Baumöl«* bezeichnet.

Das Veilchen ist eine sehr vielseitig einsetzbare Blume. Das Veilchenöl gegen Augenermüdung können Sie im Fachhandel kaufen, aber auch problemlos selbst zubereiten.

VEILCHENÖL BEI »VERDUNKELUNG DER AUGEN«

Zutaten

30 g zerkleinerte Veilchen

112 l (Oliven-) Öl

etwas Rosenöl

Rosenöl steigert die Haltbarkeit, übertüncht den etwas ranzigen Geruch, den das Öl nach einiger Zeit annimmt, und verstärkt die Wirkung des Veilchenöls.

Zubereitung: Hier gibt es zwei Möglichkeiten.

1. Füllen Sie eine helle Glasflasche mit den zerkleinerten Veilchen und dem (Oliven-) Öl, und stellen Sie die Mischung einige Wochen in die Sonne. Der leicht ranzige Geruch des Öls danach wird durch den angenehmen Duft der Veilchenblüten überdeckt. Zu diesem Zweck können Sie auch wahlweise einige Tropfen reines Rosenöl dazugeben.

2. Bringen Sie das (Oliven-)Öl in einem Topf zum Sieden, fügen Sie die zerkleinerten Veilchen hinzu, und lassen Sie das Ganze köcheln, bis es etwas eingedickt ist. Dies ist die schnellere Variante, wenn Sie das Mittel sofort brauchen. Auch hier können Sie zur längeren Verwendbarkeit einige Tropfen Rosenöl dazugeben.

BINDEHAUTENTZÜNDUNG

SYMPTOME

◆ **Rötung, Jucken, Brennen** und **Tränen** der Augen ◆ Bei infektiösen Bindehautentzündungen: **Eiterausfluss** ◆ Bei Entzündungen aufgrund einer Allergie: Zusätzliche **Beschwerden** im **Nasen-Rachen-Raum** ◆ Gefühl, dass **Sandkörner** bei jeder Augenbewegung **schmerzhaft reiben** ◆

Auch gegen die Bindehautentzündung wird in der Hildegard-Heilkunde das Veilchen angewendet – bei diesen Beschwerden jedoch nicht als Öl (»Augenermüdung«, Seite 85), sondern als Saft.

Hildegard bezeichnet die Bindehautentzündung als »feurige Augen«. Hier hilft die folgende Mischung, die der Apotheker auf Wunsch zusammenstellt. Mit den entsprechenden Zutaten können Sie sie auch selber herstellen.

VEILCHENSAFT

◆

Zubereitung: Veilchen-, Rosen- und Fenchelsaft mit Wein mischen.

Zutaten
1 TL Veilchensaft
2 TL Rosensaft
1 schwacher TL Fenchelsaft
3 l Weißwein

HILDEGARD ÜBER DEN GEBRAUCH

◆

»Ein Mensch mit feurigen Augen … streiche beim Schlafengehen das Augenwasser (Veilchensaft) um seine Augen. Doch ist zu vermeiden, dass es die Augen innen berührt.«

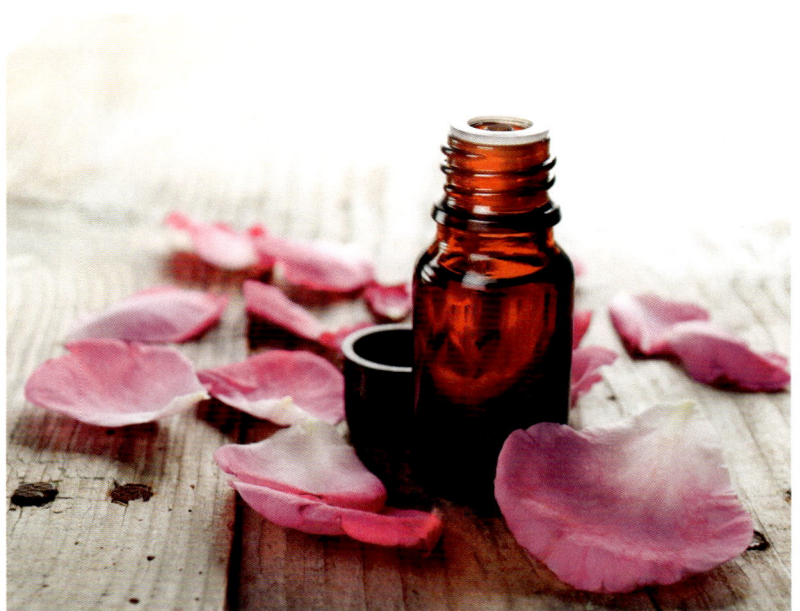

Die Rezepte aus Hildegards »Natur-apotheke« sind meist recht einfach zuzubereiten – so-fern Sie über die Zutaten verfügen.

Bewegungsapparat

◆

RHEUMA

SYMPTOME

◆ **Schmerzen** in den **Muskeln** und in den **Gelenken, Steifigkeitsgefühl** am Morgen ◆ **Wandernde Schmerzen**, d. h., die Schmerzen wandern durch die Körperdecke, ein Phänomen, das dieser Krankheit den Namen gegeben hat ◆ Im Spätstadium: **Zerstörung von Gelenkknorpeln** und **Knochen, Gelenkversteifung** und **Gelenkdeformierung** ◆

GOLD

HILDEGARD ÜBER DIE GOLDKUR BEI RHEUMA

◆

Im Vergleich zu den Goldinjektionen, die in der Schulmedizin Anwendung finden, wirkt die Goldkur von Hildegard besser, nachhaltiger und zeigt keine Nebenwirkungen.

»*Ein Mensch, der unter Gicht leidet* (mit diesem Wort meint sie alles, was wir heute als rheumatischen Formenkreis bezeichnen), *nehme Gold und koche es so, dass nichts Schmutziges in ihm ist, und pulverisiere es. Dann nehme er etwas Semmelmehl, knete es mit Wasser, und diesem Teig gebe er etwas Goldpulver bei im Gewicht einer kleinsten Münze und esse das nüchtern frühmorgens. Am zweiten Tag mache er mit dem Mehl und dem Gold ein Törtchen und esse es nüchtern. Und das vertreibt die Gicht für ein Jahr von ihm.*«

Hier gibt uns Hildegard genaue Anweisungen für eine Goldkur, die einmal im Jahr durchzuführen ist. In der Schulmedizin werden beim rheumatischen Formenkreis häufig Goldinjektionen eingesetzt. Bei einigen Patienten zeitigen sie vorübergehend Erfolge, anderen helfen sie gar nicht. Einen schwerwiegenden Nachteil haben sie allerdings immer: Nach diesen Goldsalzinjektionen kommt es oft zu einer massiven Blockade gegen fast alle danach verabreichten Medikamente.

Die Goldkur, die Hildegard in ihren Schriften beschreibt, bedient sich einer anderen Methode; sie wirkt viel besser und nachhaltiger, ohne dass man die unliebsamen Nebenwirkungen befürchten muss, die bei den Injektionen auftreten.

GESUNDHEITSSTABILISIERUNG

Sie können die Goldkur nach Hildegard auch zur allgemeinen Stabilisierung der Gesundheit und zur Vorbeugung gegen rheumatische Erkrankungen einsetzen. Sie nimmt nur zwei aufeinander folgende Tage in Anspruch, an denen man sich morgens nüchtern die vorgeschriebene Menge Gold einverleiben muss. Das notwendige Rohmaterial, vor allem das pulverisierte Feingold, können Sie sich bei einem Goldschmied oder über einen Hildegard-Vertrieb besorgen. Selbstverständlich kann es auch jeder Apotheker bestellen. Wichtig dabei ist, dass es sich um reines Gold handelt. Deshalb nimmt man in der Hildegard-Heilkunde reines Nuggetgold, das die Natur schon »ausgeglüht« hat, oder vom Goldschmied durch Ausglühen nochmals zusätzlich gereinigtes reines Gold.

Goldpulver – idealerweise reines Nuggetgold – erhalten Sie entweder beim Goldschmied oder im Hildegard-Fachhandel.

2-TAGE-GOLDKUR

.... ◆ ....

Ablauf: Am ersten Kurtag nehmen Sie ein Päckchen dieses Goldpulvers, kneten es mit 2 EL Dinkelfeinmehl (Hildegard bezeichnet es als »Semmelmehl«) und Wasser zu einem Teig und essen diesen Teig morgens roh auf nüchternen Magen.

Am zweiten Tag der Kur bereiten Sie aus denselben Zutaten wieder einen Teig, formen ein Plätzchen daraus und backen es bei ca. 180° C im Backofen etwa 10 Minuten. Das frisch gebackene Plätzchen wird ebenfalls morgens nüchtern gegessen, wie der rohe Teig des Vortages, ungefähr eine halbe Stunde vor dem Frühstück.

Zutaten
zweimal 0,6 g reines Goldpulver
4 EL Dinkelfeinmehl

ACHTEN SIE AUF IHRE ERNHÄHRUNG

Eine Wiederholung dieser Kur, die immer an zwei aufeinander folgenden Tagen gemacht werden muss, empfiehlt sich bei langsam wieder einsetzenden Beschwerden nach einem Jahr, im schweren und fortgeschrittenen Stadium des Rheumas nach ca. sechs Monaten.

Die Goldkur wirkt beim gesamten rheumatischen Formenkreis, also bei Rheuma, Arthritis, Arthrosen und Gicht.

Nach zwei bis drei Goldkuren haben viele Rheumapatienten nur noch einen Bruchteil ihrer vorherigen Beschwerden. Sie sollten allerdings auf der Hut sein und die anderen Anweisungen einhalten, die bei rheumatischen Erkrankungen gegeben werden. In diesem Rahmen spielen natürlich eine biostoffreiche Ernährung und die Meidung von Küchengiften eine große Rolle. Dabei sollten Sie vor allem auf Heidelbeeren sowie auf Lauch – zusammen mit fettem Schweinefleisch – verzichten. Bei entsprechender Veranlagung können diese Nahrungsmittel Gicht- und Rheumaanfälle auslösen (Seite 21).

GOLDWEIN BEI SCHWEREN ERKRANKUNGEN

Meiden Sie bei rheumatischen Beschwerden vor allem die Küchengifte Lauch und Heidelbeeren.

Als Ergänzung zur Goldkur sollten Sie bei schweren rheumatischen Erkrankungen, besonders wenn sie schon über Jahre anhalten, unbedingt den Goldwein einsetzen, da er gegen Rheuma und Fieber wirkt. Er kann die Schmerzen eines Rheumaschubs unmittelbar lindern; seine prophylaktische regelmäßige Einnahme fängt einen solchen Schub schon im Vorfeld ab oder lässt ihn zumindest weit weniger heftig ausfallen. Der Goldwein ist über den Hildegard-Vertrieb zu beziehen. Sie können ihn sich aber auch mittels eines Eintassentauchsieders mit vergoldeter Heizspirale (macht der Goldschmied) selbst zubereiten.

Von diesem Goldwein sollten Sie zwei- bis dreimal täglich ca. 20 Milliliter, also ein Likörglas voll, warm trinken. Regelmäßig genossen erspart der Goldwein sowohl Rheumatikern als auch Allergikern viele andere Medikamente, die zum Teil weit reichende und sehr starke Nebenwirkungen haben.

QUITTE

Die Quitte wächst auf Bäumen oder Sträuchern, die bis zu vier Meter hoch werden. Sie gehört zur Familie der Rosengewächse. Im Mai oder Juni können wir die großen weißlich roten, einzeln stehenden Blüten bewundern. Es gibt apfel- und birnenförmige Früchte, die sich für Heilzwecke gleich gut eignen und bei uns in milderen Gegenden bestens gedeihen.

EIN MUSS FÜR JEDEN RHEUMATIKER

Wie bei Hildegard zu lesen ist, ist die Quittenkur, die viele Hildegard-Freunde im Herbst durchführen, eigentlich ein absolutes Muss für jeden Rheumatiker. Sie können sie natürlich auch vorbeugend durchführen, denn es gibt kaum ein Heilmittel, das so köstlich schmeckt und gleichzeitig so gesund ist. Die Quitte entgiftet den ganzen Körper, weil sie im Darm wie ein Schwamm die Gifte aufnimmt, unschädlich macht und dann ausscheidet. Dadurch reguliert sie den Säftehaushalt.

Die reifen Früchte der Quitte haben eine goldgelb leuchtende, filzartige Schale. Vor dem Verzehr sollten Sie diese abschälen oder nach dem Überbrühen mit kochendem Wasser abziehen.

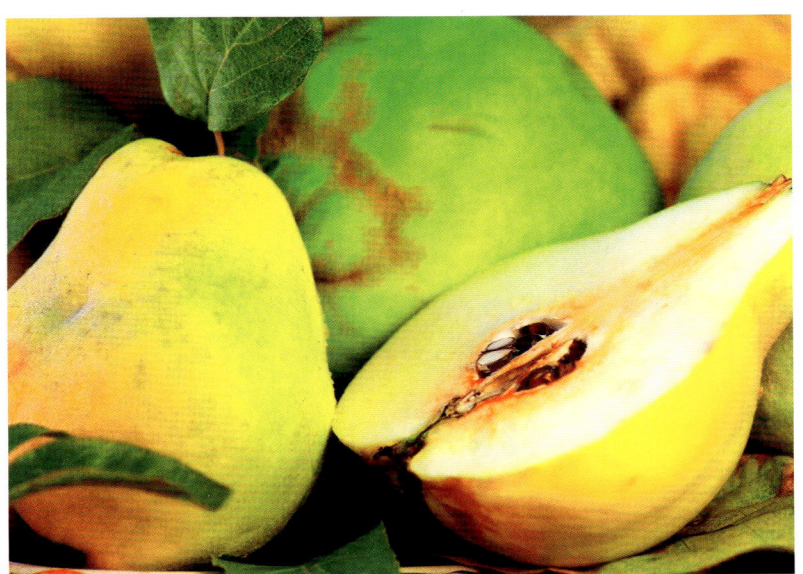

Quitten verströmen einen angenehmen Wohlgeruch, wenn man sie offen in einer Obstschale aufbewahrt.

Quittenkur im Herbst

Im Herbst, wenn in den Gärten die Quitten reif werden und man sie überall auf den Märkten kaufen kann, sollte man – besonders als Rheumatiker – so oft wie möglich Quitten in den Speiseplan mit aufnehmen. Für Abwechslung können Sie mit folgenden Gerichten sorgen: Quittengelee, -marmelade, -kompott, -kuchen oder – am einfachsten – die ganze Frucht!

Quittenkompott

Zutaten
1 kg Quitten
100 g Rohrzucker
oder Honig
1l Wasser
Galgant, Zimt
Nelken

Zubereitung: Zunächst überbrühen Sie die Quitten kurz mit kochendem Wasser, so dass sie sich leichter enthäuten lassen. Nach dem Entkernen lassen Sie die Frucht mit dem Wasser und den Gewürzen ca. 40–50 Minuten lang dünsten, vor dem Anrichten zuckern und würzen.

Quittenschnitten

Zutaten
1 kg Quitten
100 g Zucker
100 g gehackte
Mandeln
30 g Galgantpulver
geriebene Mandeln
Öl zum Ausfetten

Zubereitung: Quitten wie zum Kompott (siehe oben) vorbereiten, in einem großen Topf ca. 1 Stunde gut durchkochen lassen, gelegentlich umrühren. Kurz vor Ende der Kochzeit gehackte Mandeln zufügen. Quittenmasse abkühlen lassen, Galgant dazugeben und dann auf dem gut eingefetteten Backblech 1 cm dick ausstreichen. Das Ganze in der leicht geöffneten Backröhre bei 50° C trocknen lassen und dann in beliebige Formen schneiden. Diese können Sie in geriebenen Mandeln oder in Zucker wälzen.

Das Quittenkompott passt beispielsweise auf einen Dinkel-Hefe-Kuchen, die Quittenschnitten sind sehr lange haltbar und daher der ideale Wintervorrat. Quittenmarmelade oder

Quittengelee lässt sich auch als Geschmacksverbesserer für das Sellerierheumapulver verwenden. Damit haben Sie gleich zwei Rheumamittel: die Quitte und das Rheumapulver. Sie sehen, mit Quitten können Sie sich das ganze Jahr über gesund essen!

WERMUT

HILDEGARD ÜBER DIE WERMUTSALBE BEI RHEUMA

»Zerstoße Wermut in einem Mörser zu Saft, füge Unschlitt, Hirschtalg und Hirschmark bei und mache so eine Salbe. Wer von sehr starker Gicht geplagt wird, dass seine Glieder sogar zu zerbrechen drohen, den salbe damit nahe am Feuer, wo es schmerzt, und er wird geheilt werden.«

WÄRME FÖRDERT DEN HEILUNGSPROZESS

Bei sehr starken Gelenkschmerzen wird diese Wermutsalbe, die wegen der Zutaten fast nicht selbst herstellbar, aber über den Fachhandel zu beziehen ist, in der Nähe des offenen Feuers auf die schmerzenden Stellen aufgetragen. Die Wärme des Feuers soll auf das Gewebe einwirken und den Heilungsprozess fördern. An anderen Stellen gibt Hildegard sogar den Brennstoff an: Ulmenholz, dessen Wärmestrahlung besonders günstig auf das Gewebe wirken soll.

Als Alternative zum offenen Feuer empfiehlt sich eine Rotlichtlampe. Bestrahlen Sie damit die schmerzenden Stellen wenige Minuten, und reiben Sie dann die Salbe bei anhaltender Bestrahlung ein. Anfangs sollten Sie sich täglich einreiben; bei Besserung reicht jeder zweite bis dritte Tag.

Zu Beginn kommt es manchmal zu einer »biologischen Reaktion«, d. h., die Schmerzen verschlimmern sich. Wer diese kritische Phase übersteht, wird später mit einer wesentlichen Besserung seiner Gelenkschmerzen belohnt.

Zur Salbe verarbeitet, stellt der Wermut eine wichtige Einreibung bei rheumatischen Beschwerden dar. Auch ein Saunabad mit Edelkastanienaufguss sowie die Gewürznelkenkur (Seite 100) sind zu empfehlen.

RÜCKENSCHMERZEN

SYMPTOME

◆ **Chronische** oder **akute Schmerzen** im **Rückenbereich** ◆
Die Schmerzen können in den **Nacken** und den **Kopf**, in
die **Arme** und **Beine** ausstrahlen ◆

GALGANT

Täglich ein bis zwei Gläschen Galgantwein – und verkrampfte Rückenmuskeln können sich wieder entspannen.

Akute Rückenschmerzen können Sie mit Galgant lindern. Rückenschmerzen, die ganz oder teilweise durch Ausstrahlungen innerer Organe erzeugt werden – was häufiger vorkommt, als allgemein angenommen wird -, werden durch den warmen Galgantwein sehr positiv beeinflusst, ebenso Verkrampfungen der Muskulatur.

GALGANTWEIN

Zutaten
1 TL Galgantwurzeln
¼ l Wein

Zubereitung: Die geschnittenen Galgantwurzeln im Wein 1–3 Minuten kräftig kochen und dann abseihen.

WANN SIE ZUM FACHMANN
GEHEN SOLLTEN

Trinken Sie davon jeden Tag ein bis zwei Gläschen warm. Der Schmerz bessert sich mit jedem Schluck. Man muss hier allerdings eine kleine Einschränkung machen: Rückenschmerzen, die ausschließlich durch eine Verkantung eines oder mehrerer Wirbelkörper verursacht werden oder sogar durch einen Vorfall der Bandscheibe, sprechen auf Galgant nur wenig an. Hier muss man sich durch den Orthopäden, einen Chiropraktiker oder sogar durch einen Chirurgen helfen lassen.

Blut, Stoffwechsel, Immunsystem

◆

ABWEHRSCHWÄCHE

> ### SYMPTOME
>
> ◆ **Wiederholtes Auftreten** von **Infektionskrankheiten** wie Erkältungen, Bronchitis, Akne u. a. ◆ Bereits bestehende Infektionskrankheiten werden relativ schlecht überwunden; sie brauchen eine **überdurchschnittlich lange Zeit**, um in den **Heilungsprozess überzugehen** ◆

DINKEL

Im Dinkel ist – wie bereits beschrieben – Thiozyanat in hohem Maß enthalten. Es regt das ganze Immunsystem an, speziell im wichtigen Darmbereich, wo es eine entgiftende Funktion ausübt. Dies ist besonders wichtig, denn durch unsere weit verbreitete einseitige, thiozyanatarme Fastfoodernährung mit Konservierungsstoffen kommt es zu Abwehrschwäche und großer Infektanfälligkeit. Mit Dinkel können Sie hingegen Gesundheit pur essen.

Dass Dinkelkost ganz und gar nicht langweilig und einseitig ist, werden Sie feststellen , wenn Sie die abwechslungsreichen Rezepte (Seite 34) in diesem Buch ausprobieren.

Essen Sie jeden Morgen ein Müsli aus gerösteten Dinkelkörnern - das verbessert Ihre Abwehrstärke enorm!

MANDELN

ALLROUNDMITTEL FÜR KERNIGE GESUNDHEIT

Die süßen Mandeln sollten eigentlich von jedem Ernährungsbewussten in die tägliche Nahrung mit aufgenommen wer-

Die süßen Mandeln bzw. die Mandelplätzchen schmecken nicht nur lecker, sondern sie stabilisieren auch die Abwehrkräfte.

den. Zur Stabilisierung der Abwehrkräfte gegen Erkrankungen jeder Art leisten Mandeln, täglich einige genossen, einen unschätzbaren Beitrag. Und erst recht natürlich in einer Diät dürfen sie auf keinen Fall fehlen. Im Rahmen eines Diätplans zum Abnehmen sollten sie angesichts ihrer beträchtlichen Kalorienmenge natürlich maßvoll gegessen werden.

Mit süßen Mandeln können Sie sich quasi gesund essen! Probieren Sie doch das folgende Backrezept mit Mandeln.

MANDELPLÄTZCHEN

◆

Zutaten
125 g Butter
125 g brauner Vollrohrzucker oder Honig
1 Prise Salz
1–2 Messerspitzen Vanillezucker
2–3 Eier
100 g fein gehackte Mandeln
250 g Dinkelweißmehl

Zubereitung: Butter schaumig rühren, braunen Vollrohrzucker oder Honig, Vanillezucker, Salz, Eier je nach Größe) beigeben und vermischen. Fein gehackte Mandeln und Dinkelweißmehl hinzufügen und alle Zutaten zu einem Teig verrühren.

Mit einem Löffel kleine Häufchen aus dem Teig heben und auf ein gefettetes, bemehltes Backblech geben. Im oberen Teil des Backofens bei ca. 180° C 15–20 Minuten backen.

TIPPS FÜR DIE HILDEGARD-KÜCHE

Auch in jedem Koch- und Backrezept ist die angegebene Menge Nüsse sinnvollerweise durch süße Mandeln zu ersetzen. Verwendet man dann statt normalem Mehl Dinkelmehl, statt weißem Zucker braunen Rohrzucker oder Honig und bringt mit den Hildegard-Gewürzen noch eine etwas andere Geschmacksnote hinein, ist die Hildegard-Back- und -Kochstube perfekt.

Die bittere Mandel findet heute kaum noch Verwendung, es sei denn, als Bittermandelaroma. Wegen ihres hohen Gehalts an Amygdalin, das aus der Blausäure entsteht, sollte man sie meiden.

EDELKASTANIE

Die Edelkastanie ist ein aus der Hildegard-Heilkunde nicht wegzudenkendes Lebensmittel und gehört ebenfalls zu den Universalmitteln. Auch gegen Milzschmerzen empfiehlt uns Hildegard Edelkastanien, und zwar die gerösteten Kerne. Nun ist die Milz ja das wichtigste Organ für die gesamte Abwehr des Körpers; auch die Entgiftung des Herzens gehört zu ihren Aufgaben. Die »normale« Naturheilkunde sieht in der Milz ebenfalls eines der Hauptabwehrorgane des lymphatischen Systems. Deshalb ist uns mit der Edelkastanie eines der besten Mittel zur Stärkung der Immunabwehr geschenkt worden – und ein äußerst schmackhaftes noch dazu!

Die Milz ist eines unserer wichtigsten Abwehrorgane. Die Edelkastanien heilen die Milz und kräftigen damit unser Immunsystem.

HILDEGARD ÜBER DIE EDELKASTANIE BEI MILZSCHMERZEN

»Wer Schmerzen an der Milz hat, brate die Kerne am Feuer und esse sie oft und warm, und die Milz wird warm und strebt nach völliger Gesundheit.«

Greifen Sie also zu, wenn – besonders zur Winterzeit – an den Straßenecken oder auf Weihnachtsmärkten bei uns geröstete Maroni verkauft werden. In südlichen Ländern gehören sie zum normalen Alltagsbild.

UND SO BEREITEN SIE DIE MARONI SELBST ZU

Ritzen Sie die Edelkastanien ein, legen Sie sie dann auf ein mit etwas Wasser befeuchtetes Blech, und backen Sie sie schließlich bei ca. 200 oe 15 Minuten im Backofen.

Vergessen Sie nicht, die Edelkastanien einzuritzen, bevor Sie sie in den Backofen schieben. Nicht eingeritzte Kastanien platzen und zerbersten in der Hitze! Lassen Sie die Maroni dann abkühlen, und essen Sie ca. zehn Stück täglich, noch handwarm.

GICHT

SYMPTOME

◆ Der zum rheumatischen Formenkreis gehörende **Gichtschmerz** kommt **in Schüben**, meist in der **Nacht** ◆ Die **Haut** wird **rot** und **heiß**, das betroffene **Gelenk schwillt an**, und es kommt zu teilweise **extrem starken Schmerzen** ◆

EDELKASTANIE

HILDEGARD ÜBER DEN KASTANIENBAUM

◆

Edelkastanien finden Sie in einigen begünstigten Gegenden Deutschlands, so z. B. in Baden-Württemberg oder in der Pfalz. Besonders südlich der Alpen werden Sie immer wieder auf ausgedehnte Kastanienwälder bzw. -alleen stoßen.

»*Alles, was in ihm* (Kastanienbaum) *ist und auch seine Frucht ist nützlich gegen Schwäche, die im Menschen ist. Wer gichtkrank ist und daher jähzornig, weil die Gicht immer mit dem Zorn einhergeht, koche Blätter und Schalen der Frucht in Wasser und mache damit oft ein Dampfbad, und die Gicht in ihm wird weichen, und er wird einen milden Sinn haben.*«

SAUNABAD BEI GICHT

Die Abkochung aus den Blättern und Fruchtschalen der Edelkastanie, wie sie Hildegard beschreibt, ist als Edelkastanienaufguss im Handel erhältlich. Sie können ihn jedoch auch selber herstellen. Dazu sollten Sie die Zeit der Edelkastanienreife (zwischen Juli und September) nutzen.

ENTGIFTEND UND ENTSCHLACKEND

Bei Gicht und auch bei Rheuma sollten Sie kurmäßig mindestens zehn Saunabäder nehmen – zwei pro Woche – und währenddessen mit dem Absud immer wieder einen Aufguss machen. Dies wirkt über die Haut entgiftend, und Stoffwechselschlacken, die sich im Unterhautgewebe abgesetzt haben, werden langsam, aber sicher ausgeschieden.

EDELKASTANIENAUFGUSS

Zubereitung: Bringen Sie die Blätter zusammen mit den Fruchthülsen in einem großen Topf langsam zum Kochen, lassen Sie sie dann 15 Minuten lang leicht köchelnd auszehren. Wichtig ist, dass Sie die Blätter und Fruchtschalen der Edelkastanie verwenden und nicht die der Rosskastanie.

In ein Vollbad geben Sie ca. 1–1½ l dieses Absuds, für den Saunaaufguss wird der Absud unverdünnt verwendet.

Zutaten

40–60 Edelkastanienblätter (je nach Größe)
20–30 stachelige Fruchthülsen
5–6 l kaltes Wasser

VOLLBAD ALS ALTERNATIVE

Wenn Ihnen ein Saunabad nicht zusagt oder Sie keine Möglichkeit dazu haben, sollten Sie stattdessen zweimal pro Woche mit diesem Aufguss ein Vollbad nehmen. Dies wirkt zwar nicht so gut wie ein Saunabad, es ist aber besser, als gar nichts zu tun. Patienten empfinden es als sehr wohltuend. Das Vollbad sollten Sie so heiß nehmen, dass Sie sich noch wohlfühlen; Sie dürfen dabei aber ruhig ins Schwitzen kommen. Bei Herzangst oder Kreislaufstörungen sollten Sie nach dem Bad beim Ausruhen einen kalten Lappen auf die Herzgegend legen. Nehmen Sie sich ausreichend Zeit dafür, und versuchen Sie, sich völlig zu entspannen.

Wichtig: Bleiben Sie nach dem Vollbad noch einige Zeit – mindestens eine halbe Stunde, noch besser eine Stunde – gut eingepackt liegen, und schwitzen etwas nach.

GICHT UND JÄHZORN

Menschen, die sehr jähzornig sind und unter rheumatischen Beschwerden leiden, möchte ich ein solches Sauna- oder Vollbad dringend anraten, da *»die Gicht immer mit dem Zorn einhergeht«*, wie Hildegard uns wissen lässt. Der Edelkastanienaufguss kann eine emotional ausgleichende Wirkung haben und gleichzeitig die rheumatischen Beschwerden nach und nach verringern.

GEWÜRZNELKE

Gewürznelken sind die als Knospen geernteten und getrockneten Blüten des Gewürznelkenbaumes, der vor allem in Plantagen auf den Gewürzinseln, den Molukken, den Ost- und Westindischen Inseln, auf Sansibar und in Brasilien angebaut wird. Der zur Familie der Myrtengewächse gehörende fünf bis zehn Meter hohe Baum ist weit verzweigt und verströmt einen starken Duft. Auch beim Zerreiben der ledrigen, glänzend grünen Blätter, die unterseits mit vielen Öldrüsen versehen sind, entweicht ein sehr starkes Aroma.

HILDEGARD ÜBER DIE NELKE BEI GICHT

◆

»Wer die Fußgicht durch eine Überhitzung im Mark hat, esse oft Nelken, und die Kraft der Nelken geht in das Mark des Menschen über und verhindert, dass die Fußgicht wächst und weiter in ihm vorrückt, wenn sie am Anfang ist.«

Die Gewürznelke wirkt:
◆ **schmerzlindernd**
◆ **betäubend**
◆ **desinfizierend**

Bei einer Gicht im Anfangsstadium bewirkt die unten beschriebene Nelkenkur eine erstaunliche Verbesserung und Stabilisierung des Zustandes.

Auch bei allen Stauungen mit Wasseransammlungen hat sich diese Kur bisher bestens bewährt, ebenso bei Bluthochdruck, an dem meist auch die Nieren mitbeteiligt sind.

GEWÜRZNELKENKUR

Sowohl die ganzen Nelken als auch das Nelkenpulver können Sie im Hildegard-Fachhandel oder in der Apotheke kaufen.

Essen Sie einige Wochen lang täglich vier Gewürznelken. Um den intensiven Geschmack zu mildern, nehmen Sie entweder frühmorgens einen Teelöffel Gewürznelkenpulver mit Wasser oder setzen am Abend vorher fünf bis acht Gewürznelken – je nach Schwere der Krankheit – in kaltem Wasser an und trinken dann am nächsten Morgen das Nelkenwasser. Gegen Gicht ist weiterhin die Goldkur zu empfehlen (Seite 88).

Frauen- und Männer-krankheiten

◆

WECHSELJAHREBESCHWERDEN

SYMPTOME

◆ **Unregelmäßiger Periodenzyklus** ◆ **Hitzewallungen** mit **Schweißausbrüchen** ◆ Häufig **Stimmungsschwankungen** und **Ängste** ◆ **Kopfschmerzen** ◆ **Sexuelle Unlust** ◆

WEINRAUTE

HILDGARD ÜBER DIE RAUTE

◆

»Die Raute ist stark an Kräften und gut gegen die trockenen Bitterkeiten, die jenem Menschen wachsen, dem die richtigen Säfte fehlen. Sie ist besser und nützlicher roh als gepulvert zu essen. Gegessen unterdrückt sie die unrechte Hitze des Blutes im Menschen. Die Wärme der Raute vermindert die unrechte Wärme der Melancholie und mäßigt die unrechte Kälte der Melancholie. Und so wird es dem Menschen, der melancholisch ist, besser gehen, wenn er sie nach anderen Speisen isst.«

Die Weinraute hilft bei:
◆ **Hitzewallungen**
◆ **Depressionen**
◆ **rheumatischen Beschwerden**
◆ **Osteoporose**
◆ **Verdauungsstörungen**

HILFE BEI HORMONSTÖRUNGEN

Die *»Bitterkeiten, die jenem Menschen wachsen«*, das sind die depressiven Phasen, wie sie vor allem Frauen in der Menopause öfters erleben. Die Raute *»unterdrückt die unrechte Hitze«*, die Hormonstörungen der Wechseljahre. Da durch die Bitterstoffe der Raute die Galle abfließt, verbessert sich der psychische Zustand merklich, da die Galle die »Kloake« der Leber ist, die dann eben die dort entgifteten Stoffe richtig ausscheiden kann. In der Leber zurückgestaut, beeinflussen aber diese Stoffe die Psyche sehr negativ.

RHEUMATISCHE BESCHWERDEN

Die Weinraute kann man sparsam als Speisegewürz nutzen, ihre frischen Blätter schmecken aber auch als Salatbeigabe.

Diese Beschwerden gehen dann meist mit rheumatischen Rückenschmerzen im Lendenwirbelbereich und mit Schmerzen und Verquellungen im Bereich des siebten Halswirbels einher – also typische Ausstrahlungsschmerzen in die dazugehörigen Reflexzonen. Frauen mit solchen Beschwerden sollten sich im Garten oder im Blumenfenster eine oder mehrere Weinrauten halten und nach jeder Mahlzeit ein bis zwei kleine frische Weinrautenblätter essen. Die Pflanzen vertragen aber nur relativ magere Böden und dürfen nicht gedüngt werden.

Man kann die Weinraute natürlich auch in der Küche als Gewürz vorsichtig mitverwenden; doch sollte sie hier nicht mitgekocht, sondern erst am Schluss an das Essen gegeben werden. Beim Salat fügt man sie zusammen mit Weinessig, Öl und den anderen Gewürzen und Kräutern natürlich gleich der Sauce bei.

Die Weinraute ist ein stark duftender Strauch. Im Mittelalter trugen viele Leute einen Geruchsstrauß unter den Kleidern, in dem auch die Raute eingebunden war. Er sollte nicht nur den üblen Geruch der Gosse überdecken, sondern auch Läuse und Flöhe abhalten.

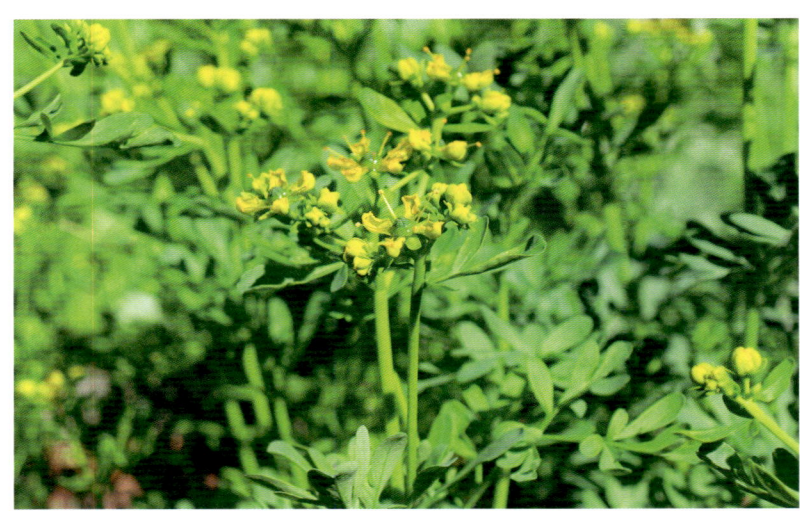

WEINRAUTENTABLETTEN

Im Handel gibt es die Weinrautentabletten oder das Weinrautengranulat. Davon sollten Sie nach jedem Essen einen Teelöffel bzw. drei Tabletten im Mund zergehen lassen. Wegen des schlechten Geschmacks bevorzugen die meisten Menschen frische Blätter, die sowieso viel besser wirken.

Gegen neuralgisch-rheumatische Schmerzen setzt man in der Homöopathie, da auch hier *»die richtigen Säfte fehlen«*, sehr gern in niedrigen Potenzen Ruta D2 oder D3 ein. Es hilft besonders gut, wenn die Schmerzen mehr linksseitig auftreten. Warum dies so ist, weiß man nicht. Nur die Tatsache als solche hat sich im Lauf der Jahre herauskristallisiert.

RUTIN GEGEN HITZEWALLUNGEN UND OSTEOPOROSE

Dank des blutdrucksenkenden Inhaltsstoffs Rutin lassen sich – eventuell zusammen mit einer Tablette Galgant – auch die Hitzewallungen beseitigen, unter denen Frauen in den Wechseljahren leiden. In dieser Phase sind viele Frauen durch Osteoporose gefährdet. Das Rutin in der Weinraute stärkt Knochen und Zähne. Als unterstützende Maßnahme empfiehlt sich die »Frischzellentherapie der Hildegard-Heilkunde«, die sogenannte Kalbsfußsuppe.

Frauen ab 40 sind wesentlich osteoporosegefährdeter als Männer. Das liegt daran, dass ihr Körperbau leichter ist und ihr Körper nach den Wechseljahren nur noch wenig knochenerhaltendes Östrogen bildet.

GALGANT

Galgantanwender haben im Lauf der Jahre einige weitere Vorzüge dieses Universalmittels entdeckt: Galgant vermindert oder beseitigt auch die Hitzewallungen der Wechseljahre. Durch die Entkrampfung der Gefäße können die Wallungen nicht ihre volle Wirkung erzielen. Dies empfinden natürlich viele Frauen im kritischen Alter als sehr angenehm. Zusätzlich kann man hier aus der Hildegard-Heilkunde noch das Universalmittel Sivesan einsetzen.

MENSTRUATIONS-BESCHWERDEN

SYMPTOME

◆ Zu starke Periode: **Starke Blutungen**, oft verbunden mit **krampfartigen Schmerzen** im Unterleib ◆ Bei erkältungsbedingten stärkeren Blutungen auch **Rückenschmerzen** ◆

Trinken Sie bei entsprechenden Beschwerden täglich vor dem Frühstück und nach dem Mittagessen ein bis zwei Gläschen (20 Milliliter) von diesem Betonikawein.

Die Ursachen für starke und schmerzhafte Regelblutungen können vielfältig sein: krankhafte Veränderungen an den Eierstöcken oder der Gebärmutter beispielsweise, aber auch psychische Belastungen, Stress und Angst.

BETONIKA

Gegen diese Beschwerden empfiehlt Hildegard das Kraut der Betonika. Es enthält u. a. Bitterstoffe und Gerbstoffe. Letztere zeigen eine blutstillende Wirkung.

HILDEGARD ÜBER STARKE MONATSBLUTUNG

◆

»Wenn eine Frau zu unrechter Zeit an starker Monatsblutung leidet, lege sie Betonika (Kraut) *in Wein, damit er davon Geschmack annehme. Abseihen und den Wein oft trinken, und sie wird geheilt werden.«*

BETONIKAWEIN

◆

Zutaten
100 g Betonikakraut
1 l Wein

Betonikakraut im Wein einlegen, ca. 1 Tag ziehen lassen, dann abseihen und in Flaschen abfüllen.

PROSTATAVERGRÖSSERUNG

SYMPTOME

◆ Kleiner, schwacher **Urinstrahl** ◆ **Plötzlicher Zwang** zur Blasenentleerung ◆ **Vermehrter Harndrang**, vor allem **nachts** ◆ **Verzögerter Beginn** des Harnabflusses ◆

Ab dem 40. Lebensjahr beginnt sich die Prostata allmählich zu vergrößern. Im stark fortgeschrittenen Stadium engt sie den Ausgang der Harnblase so ein, dass die beschriebenen Beschwerden auftauchen. Unabhängig davon kann auch eine Krebsgeschwulst entstehen.

Im Anfangsstadium kann eine Krebsgeschwulst in der Prostata ohne Beschwerden sein und daher schlecht festgestellt werden. Deshalb: Gehen Sie rechtzeitig zu den Vorsorgeuntersuchungen zum Facharzt!

RAINFARN

Der Rainfarn ist ein Korbblütler mit gefiederten Blättern und goldgelben Blüten. Er enthält ätherische Öle mit einem großen Anteil Thujon, das – bei Überdosierung – toxisch wirken kann. Es ist jedoch überwiegend in den Blüten und weniger in den Blättern, die in der Hildegard-Medizin für das Rainfarnelixier verwendet werden. Dieses Elixier wirkt erfahrungsgemäß gut bis sehr gut. Geben Sie öfter einem Glas Wein einen Teelöffel davon bei. Sie können das Rainfarnelixier fertig im Handel kaufen.

HILDEGARD ÜBER PROSTATABESCHWERDEN

.... ◆ ....

»Wer nicht Wasser lassen kann, wobei er aber nicht von einem (Blasen-) *Stein daran gehindert wird, der zerstampfe Rainfarnkraut und seihe den Saft durch ein Tuch ab und gebe eine kleine Menge Wein dazu. Das soll er oft trinken, und das Harnverhalten wird gelöst, und er lässt* (wieder) *den Urin.«*

Gehirn und Nervensystem

KONZENTRATIONSSTÖRUNGEN

> ### SYMPTOME
>
> ◆ Von Objekt zu Objekt **springende Gedanken** ◆ **Vergesslichkeit, Lernschwäche, Blackouts** ◆

Damit Ihr Gehirn fit ist, muss es optimal mit Sauerstoff und Nährstoffen versorgt werden, genügend Zeit zum Entspannen haben, aber auch gut trainiert werden.

Die Ursachen für Konzentrationsstörungen können organischer Natur sein, hervorgerufen durch eine ernährungs- oder stressbedingte Unterversorgung des Gehirns mit Sauerstoff und Nährstoffen. Aber auch seelische Konflikte oder falsche Denkmuster können das Hindernis sein.

EDELKASTANIE

HILDEGARD ÜBER LEERE IM GEHIRN

»Der Mensch, dem das Gehirn wie leer ist und der daher schwach im Kopf ist, koche die Fruchtkerne dieses Baumes in Wasser und nehme sie oft nüchtern und nach dem Essen, und sein Gehirn wächst und wird gefüllt, seine Nerven werden stark, und der Kopfschmerz wird weichen.«

GEKOCHTE KASTANIEN

Bei Konzentrationsstörungen und *»Leere im Kopf«*, wie nach anstrengender geistiger Tätigkeit, aber auch bei der Alzheimer-Krankheit sollten Sie oft gekochte Kastanien essen.

Wenn Sie Dinkel kochen, können Sie immer gleich einige getrocknete Edelkastanien mitkochen und mit dem Dinkel verzehren. Dinkelbrühe schmeckt so besser und die Maroni ebenfalls. Wenn nicht selbst gesammelt, können Sie die rohen Kerne im Fachhandel kaufen.

VERBINDUNG ZWISCHEN KOPF UND LEBER

In ihrem Buch »Divinorum operum« schreibt Hildegard u. a., dass Hirn und Leber miteinander in Verbindung stehen und man z. B. auch durch negative Gedanken Leberschäden bekommen kann. Und in der chinesischen Heilkunde heißt es: »Meine Leber ist traurig!« Die Verbindung zwischen Hirn und Leber wird nach Hildegard über das Ohr hergestellt. Man kann also durch starken Lärm, etwa durch zu laute Diskomusik, nicht nur einen Gehörschaden, sondern auch einen Leberschaden davontragen. Mit Blick auf die Hildegard-Heilkunde leuchtet es ein, warum heute viele junge Leute, die kaum Alkohol trinken, einen Leberschaden haben. Auch in diesem Fall schaffen die gekochten Edelkastanienkerne Abhilfe.

Wenn Sie häufig überlaute Musik hören, schädigen Sie langfristig nicht nur Ihr Gehör, sondern in der Folge auch Ihre Leber.

BRENNNESSEL

Die Große und die Kleine Brennnessel gehören zur Gattung der Nesselgewächse, der man häufig in der Natur dort begegnet, wo sie der Mensch nicht entschieden bekämpft. Als Unkraut verschrien, hat die Brennnessel dennoch enorme Heilkraft. Mit Öl gemischt, empfiehlt sie uns Hildegard gegen Konzentrationsstörungen und Vergesslichkeit.

BRENNNESSEL-VERGESSLICHKEITSÖL

Zubereitung: Sie pflücken für das Brennnessel-Vergesslichkeitsöl, von Dr. Gottfried Hertzka »Gedächtnisöl« genannt, die frischen Brennnesseln in der Phase des zunehmenden Mondes, geben sie in einen Entsafter und mischen den herausfließenden Saft mit reinem Olivenöl. Sie können die Brennnesseln auch im Mixer zerkleinern und dem Pflanzenbrei dann etwas Olivenöl beigeben.

Zutaten
30 g frische Brennnesseln
50 ml reines Olivenöl

Gekochte Kastanien – innerlich eingenommen - und das Brennnesselöl – äußerlich eingerieben – können bei Vergesslichkeit gut miteinander kombiniert werden.

KONZENTRATIONSMANGEL

Dieses Öl wirkt vor allem bei Konzentrationsstörungen, wie sie heutzutage weit verbreitet sind. Schon die Kinder in der Schule sind (durch zu viel Fernsehen?) häufig unkonzentriert und in ihrer Merkfähigkeit eingeschränkt. Aber auch viele stressgeplagte Erwachsene klagen darüber, dass sie »in letzter Zeit so vergesslich sind«. In diesen Fällen ist selbst zubereitetes Brennnesselöl genau das Richtige.

DAS RICHTIGE EINREIBEN

Vor dem Schlafengehen sollten Sie sich mit dem Brennnesselöl zuerst das Brustbein und die beiden Schläfen einreiben. Da Hildegard dieses Öl in ihren Schriften an verschiedenen Stellen immer wieder erwähnt und stets die Reihenfolge Brustbein – Schläfen nennt, sollte man sich unbedingt daran halten. Diese Einreibung empfiehlt sie über einen längeren Zeitraum, also mehrere Monate, jeden Abend – »... *und die Vergesslichkeit in ihm wird vermindert werden.*«

Die Brennnessel wird oft als Unkraut betrachtet; ihre Heilkraft ist jedoch unbestritten.

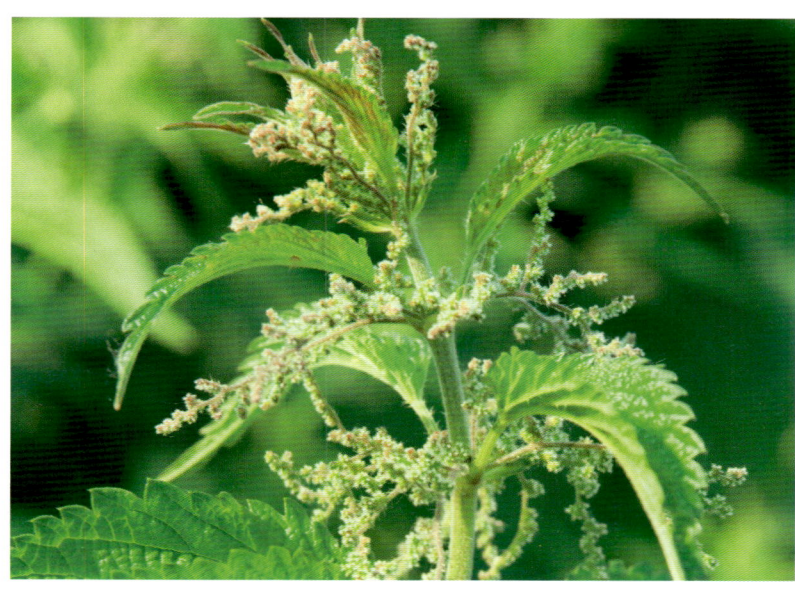

KOPFSCHMERZEN

SYMPTOME

◆ Der **Schmerz** verteilt sich, **vom Hinterhaupt** kommend, **diffus über die ganze Schädeldecke** ◆ Die Betroffenen haben das Gefühl, als ob sie einen zu klein geratenen Helm aufgesetzt hätten ◆ **Nachts lassen die Schmerzen nach** ◆

ALOE

HILDEGARD ÜBER DIE ALOE

◆

»Ein Mensch, dem zu viel Schleim Dunst im Kopf verursacht und sein Gehör vernichtet, nehme Galgant und zu einem dritten Teil davon Aloe und Dost, zweimal so viel wie Galgant, und Pfirsichblätter im gleichen Gewicht wie Dost. Aus diesem mache er ein Pulver und gebrauche es täglich nach dem Essen und nüchtern.«

ALOE-GALGANT-PULVER

◆

Zubereitung: Mischen Sie die verschiedenen Pulver zusammen.

Zutaten
9 g Galgantpulver
3 g Aloepulver
18 g Dostpulver
18 g Pfirsichblätterpulver

Von diesem scharf-bitter schmeckenden Pulver, das der Apotheker herstellen kann, wenn er das Pfirsichblätterpulver besorgen kann, nehmen Sie bei Kopfschmerzen oder Migräne über einen Zeitraum von maximal sechs Wochen nach jedem Essen eine Messerspitze voll. Nach diesen sechs Wochen ist eine Pause von sechs bis acht Wochen dringend anzuraten, da man Aloe wegen ihrer darmanregenden Wirkung und des damit verbundenen Verlusts an Elektrolyten nicht länger einnehmen sollte.

GEWÜRZNELKE

HILDEGARD ÜBER DIE NELKE BEI KOPFSCHMERZEN

·················· ◆ ··················

»Wer Kopfschmerzen hat, dass ihm der Kopf brummt, wie wenn er taub wäre, der esse oft Nelken, und das mindert das Brummen, das in seinem Kopf ist.«

BETÄUBEND UND ENTKRAMPFEND

Die Gewürznelke wirkt – hauptsächlich wegen des Inhaltsstoffs Eugenol – schmerzlindernd, betäubend und desinfizierend. Deshalb dient noch heute das Eugenol in Zahnarztpraxen als Therapeutikum.

Die Gewürznelke kam früher aus Asien über die Seidenstraße in den Mittelmeerraum. Von dort gelangte sie dann nach Deutschland. Heute wird sie u. a. auf den Molukken, auf Sansibar und in Brasilien angebaut.

Die Gewürznelken enthalten 15 bis 20 Prozent ätherische Öle, vor allem Eugenol, das eine desinfizierende und leicht betäubende Wirkung hat. Eugenol befindet sich übrigens auch im Zimt, allerdings in bei weitem nicht so konzentrierter Form.

Auch bei Hildegard kommt die leicht betäubende und entkrampfende Wirkung des Nelkenöls zur Sprache. Sein intensiver Geruch und Geschmack sind jedoch nicht jedermanns Sache. Als Alternative bietet sich Gewürznelkenpulver an, das Sie im Fachhandel erstehen können.

VEILCHEN

Gegen Kopfschmerzen hat sich in der Hildegard-Heilkunde die Veilchensalbe bewährt. Sofern Sie den dazu nötigen Bockstalg bekommen, können Sie die Salbe selbst herstellen. Alle Hildegard-Vertriebe haben sie jedoch in ihrem Programm, bei den Patienten ist sie sehr beliebt. Regelmäßig eingesetzt wird sie bei Stirnkopfschmerzen; hierbei ist nach den Angaben Hildegards die Stirn quer einzureiben.

VEILCHENSALBE

Zutaten
*60 g ausgepresster
Veilchensaft
20 ml reines
Olivenöl
60 g Bockstalg*

Zubereitung: Alle Zutaten in einem sauberen Topf verrühren und zum Kochen bringen. Beim Abkühlen kurz vor dem Festwerden eventuell noch einige Tropfen reines Rosenöl dazugeben, was die Wirkung und den Geruch verbessert.

Die Veilchensalbe wird erfolgreich gegen Kopfschmerzen eingesetzt. Häufig wird sie aber auch nach Krebsoperationen und -bestrahlungen verwendet, zur Pflege von Narben sowie dunkler und teilweise verbrannter Hautbezirke, die dadurch weich und geschmeidig werden. Auch zum blutigen und unblutigen Schröpfen wird die Veilchensalbe gebraucht.

WERMUT

HILDEGARD ÜBER DEN WERMUT

»Von seinem Saft gieße in warmen Wein, und wenn man Kopfschmerzen hat, befeuchte abends vor dem Schlafen damit den Kopf von den Augen über die Ohren bis zum Nacken, bedecke den ganzen Kopf mit einem wollenen Tuch bis zum Morgen, und es unterdrückt die Gicht und den inneren Kopfschmerz.«

Die Heilkraft des Wermuts kennt man schon seit etwa 5000 Jahren. Sowohl die Ägypter als auch die Griechen und Römer hatten ihn zu Heilzwecken angebaut.

WERMUTSAFT BEI KOPFSCHMERZEN

Bei Hildegard wird also eine Einreibung mit frischem Wermutsaft in warmem Wein gegen Kopfschmerzen empfohlen. Betroffen sind dabei auch rheumatisch-neuralgische Schmerzen im Kopfbereich, z. B. die Trigeminusneuralgie – darunter verstehen wir blitzartig einschießende Schmerzen im Bereich einer Gesichtshälfte -, oder Schmerzen des Fazialisnervs.

Wollen Sie den Wermutsaft selbst herstellen, sollten Sie darauf achten, dass Sie die frischen Triebe des Wermuts möglichst nur im April und Mai ernten, in der Phase des zunehmenden Mondes kurz vor Vollmond am frühen Morgen: In dieser Zeit steigen die Säfte in der Pflanze stärker nach oben.

Achtung

Vergessen Sie nicht, dass Wermut im Übermaß zu Vergiftungen führen kann, die mit anfallsweisem Schwindel, Kopfschmerzen, Zittern und Muskelkrämpfen einhergehen.

Nervosität

Symptome

◆ Körperlich: **Herzklopfen, Herzbeklemmung** ◆ **Schlafstörungen**, häufige **Kopfschmerzen, Ohrensausen** ◆ **Magendruck** ◆ **Zittrige Hände, übermäßige Schweißbildung** ◆ Psychisch: **Unruhe, Angstschübe** ◆ Von einem Objekt zum nächsten **springende Gedanken** ◆ **Schwierigkeiten** beim **Zuhören** und **Entspannen** ◆

Hildegard hat bereits vor Jahrhunderten erkannt, dass seelisches und geistiges Wohlbefinden die Voraussetzung für körperliche Gesundheit darstellt – die Grundaussage der heutigen Psychosomatik.

Geistige und körperliche Überanstrengung sowie Ängste gelten als mögliche Ursachen für die Nervosität. Aber auch ungelöste innere Konflikte aus der Kindheit sind dafür verantwortlich.

Muskatnuss

»Muskatnuss bringt guten Verstand«

Die positiven Wirkungen der Muskatnuss, welche Hildegard offenbart, betreffen hauptsächlich die Psyche des Menschen,

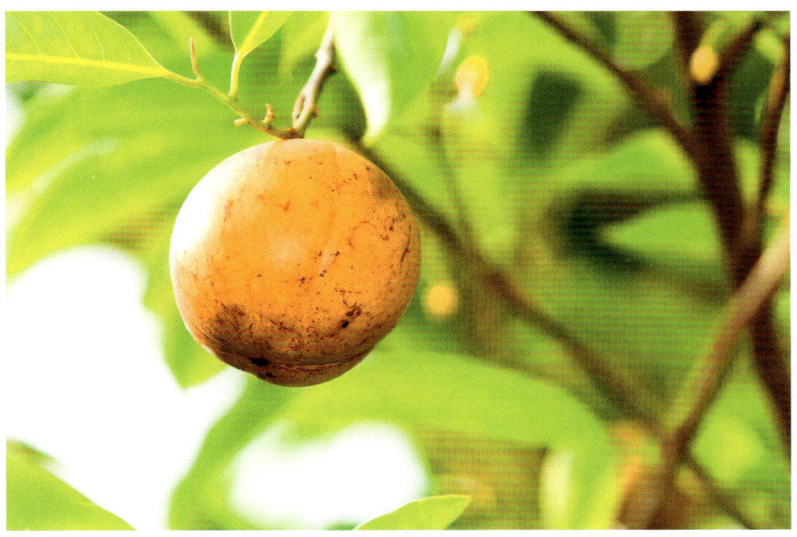

kommen aber letztlich auch dem Körper zugute. Denn ein Mensch, »*dessen Herz sich öffnet, dessen Sinn rein ist*« und der dadurch einen »*guten Verstand hat*«, gibt allem Heilenden Raum. Was heute in der Psychosomatik dargestellt wird, hat die heilige Hildegard schon vor über 800 Jahren klar erkannt und niedergeschrieben.

GEGEN SCHLECHTE NERVEN

Hildegard empfiehlt uns bei »schlechten Nerven«, wie man heute sagen würde, die Muskatnuss und einige andere Gewürze mit Mehl zu verbacken. Das Ergebnis sind die in Hildegard-Kreisen berühmt gewordenen Nervenkekse (Seite 114). Zusammen mit einem kleinen Gläschen Herzwein stabilisieren und stärken sie Herz, Kreislauf und Nerven.

Die Muskatnuss selber wird, um ihre vollständige (Heil-)Wirkung entfalten zu können, in der Regel kurz mitgekocht. Daran sollte jede Hausfrau denken, die etwas für den häuslichen Frieden und die Ausgeglichenheit in der Familie tun möchte, und das Gewürz nicht erst zum Schluss an die Speisen geben.

Hildegards Nervenkekse sind das Universalnervenmittel schlechthin.

DIE NERVENKEKSE NACH HILDEGARD

◆

»Nimm Muskatnuss, im gleichen Gewicht Zimt und etwas Nelken und pulverisiere das. Und dann mach mit diesem Pulver, mit Mehl und etwas Wasser Törtchen und iss diese oft, und es dämpft die Bitterkeit des Herzens und des Sinnes, es öffnet dein Herz, macht deinen Geist fröhlich, mindert alle schädlichen Stoffe in dir, es verleiht deinem Blut einen guten Saft, und es macht dich stark.«

NERVENKEKSE

◆

Zutaten

*45 g Muskatnuss-
pulver
45 g Zimtpulver
10 g Nelkenpulver
1500 g Dinkelfein-
mehl
375 g Butter
4 mittelgroße Eier
200 g geriebene oder
gestiftelte Mandeln
1 Prise Salz
400 g Rohrzucker
oder Honig
geschälte süße
Mandeln*

Zubereitung: Butter, Rohrzucker oder Honig und Eier schaumig rühren, nach und nach das Dinkelfeinmehl und die gestiftelten Mandeln einrühren. Salz, Zimt, Nelken und Muskatnusspulver dazugeben und zu einem festen Teig kneten. Diesen ganz dünn ausrollen und Plätzchen stechen. Die Plätzchenstücke werden nach Belieben mit einer geschälten süßen Mandel in der Mitte verziert. Auf einem leicht gefetteten Blech in 5–10 Minuten bei ca. 180–200° C in der Röhre backen.

Dieses Rezept können Sie nach Gutdünken individuell variieren. Hauptsache ist, dass Sie aus guten Zutaten und der Gewürzmischung wohlschmeckende Plätzchen backen. Von diesen Plätzchen sollten Sie täglich einige essen, dazu ein Gläschen Herzwein in Ruhe genießen – eine Wohltat für Körper, Seele und Geist.

VORSICHTIGE DOSIERUNG

Die Muskatnuss enthält Muskatöl. Dieses hat eine psychotrope, verdauungsfördernde, entzündungshemmende und auswurffördernde Wirkung. Verwenden Sie die Muskatnuss nur als Gewürz – bei einer Überdosierung, d. h. mehr als ca. fünf Gramm täglich, kann es zu Nebenwirkungen kommen.

SCHMERZEN

SYMPTOME

◆ Schmerzen sind **komplexe Sinneswahrnehmungen**, die je nach Ursache und auch nach Persönlichkeit des Schmerzempfindenden **starke Unterschiede** aufweisen können ◆ Der Schmerz **schränkt unser Wohlbefinden ein** und **hindert uns an bestimmten Bewegungen** und **ungünstigen Verhaltensweisen** ◆

HIRSCHZUNGEN

HILDEGARDS REZEPT GEGEN SCHMERZEN

»*Und dörre sachte wiederum Hirschzunge in der- heißen Sonne oder auf einem warmen Ziegelstein, pulvensiere sie und lecke dieses Pulver nüchtern und nach dem Essen aus deiner Hand, und es nimmt den Schmerz im Kopf und in der Brust und dämpft andere Schmerzen in deinem Körper. Aber auch ein Mensch, der wegen irgendeines Schmerzes heftig und plötzlich schwach wird, der trinke sogleich von diesem Pulver in warmem Wein, und es wird ihm besser gehen.*«

Das Hirschzungenpulver ist ein äußerst vielseitig einsetzbares und wirkungsvolles Schmerzmittel der Hildegard-Heilkunde. Sie können es über jeden Fachhandel beziehen.

DAS HIRSCHZUNGENPULVER

Das getrocknete Pulver aus Hirschzungenblättern ist eines der wenigen Schmerzmittel der Hildegard-Heilkunde, das wirklich bei allen Schmerzen, egal welcher Ursache, eingesetzt werden kann. Es ist kein radikales Mittel, reduziert aber den Schmerz auf ein erträgliches Maß, ohne die Warnsignale des Körpers ganz auszuschalten.

Auch bei plötzlichen Schwächeanfällen sollten Sie dieses Pulver als erste Hilfe in etwas warmem Wein nehmen, darüber aber nicht vergessen, nach der Ursache zu forschen, und das Übel an der Wurzel therapieren.

Hals-, Nasen- und Ohrenerkrankungen

◆

HALSENTZÜNDUNG

SYMPTOME

◆ **Hals- und Rachenschmerzen** ◆ **Trockenes Kratzen** im Hals, häufiges **Räuspern** ◆ **Heisere Stimme**, bisweilen »Verschlucken« von Tönen ◆

ANDORN

Der Andorn wirkt im Hals-und Rachenbereich schleimlösend und entkrampfend.

Der Gemeine Andorn ist ein uraltes Heilkraut. Schon Hippokrates, der Vater der Heilkunde, führte es in einer Liste der wichtigsten Kräuter mit auf, und seither wird es von Ärzten in der Heilkunde angewandt. Der Andorn wächst in ganz Europa, Nordafrika und Asien. Er liebt offenes, trockenes Gelände, besonders Ödland. In der Heilkunde werden sowohl die Blätter als auch die Blüten verwendet.

Der botanische Name des Andorns – vom hebräischen Wort »marrob« abgeleitet – heißt so viel wie »bitterer Saft«. Er gehört noch heute zu den fünf bitteren Kräutern, die beim jüdischen Passafest zu den ungesäuerten Broten gegessen werden, gemäß der Mischnaüberlieferung.

HILDEGARD ÜBER DEN ANDORN

◆

»Wer in der Kehle krank ist, koche Andorn in Wasser, seihe es durch ein Tuch, füge zweimal so viel Wein bei, lasse es unter Beigabe von genügend Fett nochmals aufkochen und trinke es oft, und er wird in der Kehle geheilt werden.«

ANDORNWEIN BEI INFEKTIONEN IM HALSBEREICH

Zubereitung: Andornkraut im Wasser ca. 4 Minuten leicht kochen und abseihen. Weißwein und Butter (oder Sahne) zufügen und nochmals kurz aufkochen lassen.

Zutaten
1–2 EL geschnittenes Andornkraut
ca. ¼ l Wasser
½ l Weißwein
1 EL Butter oder Sahne

ANWENDUNG

Trinken Sie von dieser Medizin zwei- bis dreimal am Tag ca. 80–100 Milliliter warm. Bewährt hat sich dieses Rezept nicht nur bei Halsschmerzen, sondern bei allen chronischen und akuten Erkrankungen im Hals- und Rachenbereich, wie Katarrh, Mandelentzündung, Nebenhöhlen- und Kehlkopfentzündung.

Tipp
Trinken Sie den Andornwein warm, da ein kaltes Getränk im Halsbereich zusätzlich negative Reize schaffen würde.

SCHNUPFEN

SYMPTOME

◆ Zunächst **Kitzeln** in der Nase ◆ **Weißlicher**, eventuell **eitriger Ausfluss** ◆ Die **Nasenatmung ist eingeschränkt** ◆

BERTRAM

HILDEGARD ÜBER DEN BERTRAM

»Wer viel Schleim im Kopf hat und Bertram oft isst, dem mindert er diesen Schleim.«

Bertram sollte als Medikament regelmäßig bei Verschleimungen der Nase und der Nebenhöhlen genommen werden, da er den *»Schleim im Kopf«* mindert. Ein findiger Hildegard-

Bertram als »Schnupftabak« und eine Inhalation mit Fenchel und Dill – das rät die Hildegard-Heilkunde bei Schnupfen.

Freund kam sogar auf die Idee, dass man – da er doch den Schleim aus dem Kopf zieht – Bertram auch schnupfen könnte. Sein Versuch wurde ein voller Erfolg. Seither gehört bei Nebenhöhlenerkrankungen das Schnupfen von Bertram mit zur Verordnung – neben den anderen Therapien natürlich.

FENCHEL

Fenchel zeigt nicht nur pur eingenommen vielfältige Heilwirkungen, sondern er verstärkt auch, wie uns Hildegard wissen lässt, in Verbindung mit anderen Heilkräutern deren Wirkung. Gegen Schnupfen hat sich der Rauch des Fenchels zusammen mit Dill als Inhalation bewährt.

HILDEGARD ÜBER DEN FENCHEL

»Wenn Schmerzen durch starken Nasenfluss beim Menschen auftreten, nehme er Fenchel(-Kraut) und viermal so viel Dill, lege es auf einen steinernen Dachziegel oder einen dünnen Ziegelstein, der im Feuer erhitzt ist, und wende Fenchel und Dill hin und her, bis es raucht. Diesen Rauch und seinen Duft ziehe er mit der Nase und dem Mund in sich hinein, und dann esse er die erwärmten Kräuter mit Brot. Mache dies vier oder fünf Tage, damit sich die ausfließenden Säfte mild von ihm trennen.«

FENCHEL-DILL-INHALATION

Hildegard-Freunde wenden diese Methode bei starkem, fest sitzendem Schnupfen an, indem sie die frischen Kräuter auf der sauberen Tonscherbe eines Blumentopfes wenden, den sie auf dem Herd oder mit einem Campinggaskocher von unten erhitzen – also eine richtige Inhalation mit den aufsteigenden Dämpfen der Kräuter. Anschließend werden die erwärmten Kräuter zusammen mit Brot gegessen.

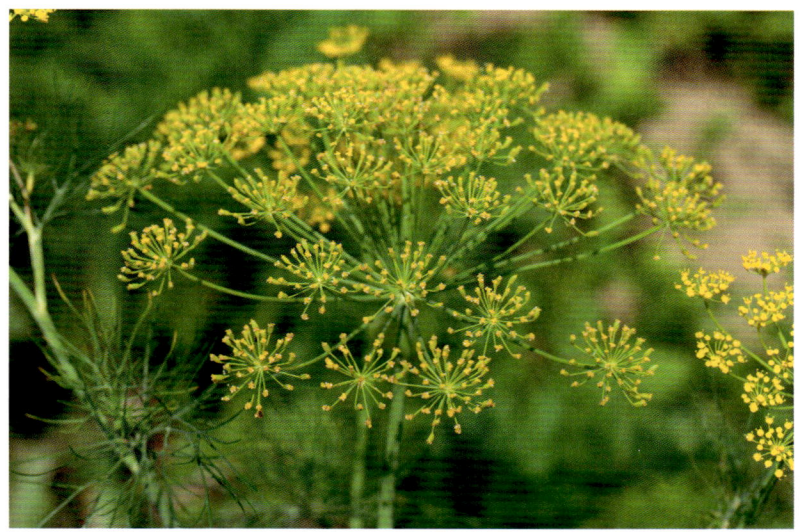

Blühender Fenchel – ein alltägliches Bild in bestimmten Gegenden Deutschlands. Für die Fenchel-Dill-Inhalation bei Schnupfen wird in der Hildegard- Heilkunde das Kraut des Fenchels benutzt.

NASENBLUTEN

SYMPTOME

◆ **Venöse Blutung** im Bereich der Nasenscheidewand, bisweilen mit **Kopfschmerzen** ◆ Nasenbluten tritt häufig bei Kindern auf, meist aus **ungeklärter Ursache** ◆

SCHAFGARBE

HILDEGARD ÜBER DIE SCHAFGARBE

Dill- und Schafgarbenkräuter, auf Stirn, Schläfen und Brust aufgelegt, stoppen das Nasenbluten, ebenso wirkt Karneol in erwärmtem Wein.

»*Wem viel Blut aus der Nase fließt, nehme Dill und zweimal so viel Schafgarbe und lege diese grünen Kräuter um die Stirn, die Schläfen und seine Brust. Die Kräuter müssen grün sein, weil ihre Kraft hauptsächlich im Grün wirkt.*

Wenn es aber Winter ist, pulverisiere diese Kräuter, besprenge dieses Pulver mit etwas Wein, lege es in ein Säcklein, und er lege es auf die Stirn, die Schläfen und die Brust, wie vorher gesagt wurde.«

Hauterkrankungen

.... ◆ ....

GÜRTELROSE

SYMPTOME

◆ Anfangs **Jucken** und **Hautrötung** ◆ **Blasen** und **größere Wunden** bei zunehmenden **Schmerzen** ◆

GALGANT

Versuchen Sie, die Gürtelrose - solange sie sich im Anfangsstadium befindet – mit Galgantwasser zu bekämpfen.

Bei einer Gürtelrose im Anfangsstadium sollte man Galgant in Wasser auflösen und dieses Galgantwasser sowohl trinken als auch zur Befeuchtung von Umschlägen verwenden, mit denen die Bläschen bedeckt werden. Wenn dies sofort gemacht wird, kann die Gürtelrose innerhalb von zehn Tagen ausheilen. Diese Methode hilft allerdings nur, wenn die Bläschen der Gürtelrose noch nicht eingetrocknet sind. Im fortgeschrittenen Stadium muss man zu homöopathischen Mitteln greifen, unterstützt durch Blutegeltherapie, Kantharidenpflaster und Vitamin B12, das in solchen Fällen oral eingenommen oder in die Nervenwurzeln, von denen die Gürtelrose ausgeht, injiziert wird.

MILCHSCHORF BEI BABYS

SYMPTOME

◆ **Kleinschuppige Hautveränderungen** auf dem behaarten Kopf des Säuglings ◆ Tritt meist **während der ersten Lebenswochen** auf ◆

QUENDEL

Im Frankenwald hat sich ein hilfreicher Volksbrauch erhalten: Babys mit Milchschorf wird Quendeltee eingeflößt, und die Speisen werden mit Quendel zubereitet. Außerdem werden die Babys täglich in einer Quendelabkochung, die man dem Badewasser zugibt, gebadet und mit frisch zerquetschtem Quendel, mit Butter vermischt, eingerieben. Der Milchschorf und andere Hauterkrankungen heilen bei den so behandelten Kindern vollständig aus.

Quendel – das Hautgewürz schlechthin!

SCHUPPEN

SYMPTOME

◆ Zwei bis drei Tage nach der Haarwäsche wird das **Haar stumpf** und **strähnig** ◆ Beim Kämmen oder Bürsten fallen **fettige Hautschuppen** heraus ◆

Erbliche Veranlagung, aber auch mangelnde Durchblutung der Kopfhaut sind die Hauptursachen für Schuppen.

RINGELBLUME

Die Ringelblume gehört zur Familie der Korbblütler. In der Homöopathie wird sie als entzündungshemmendes und granulationsförderndes Mittel eingesetzt.

HILDEGARD ÜBER DIE RINGELBLUME

◆

»*Ein Mensch, dem der Kopf vellecht* (schuppig) *wird, nehme Speck, schneide die Schwarte und das Weiche weg, zerstampfe den Rest in einem Mörser zusammen mit Ringelblume. Und damit salbe er den Kopf oft, und die Vellen* (Schuppen) *fallen ab, und sein Kopf wird schön sein.*«

Die Ringelblume ist aufgrund ihrer Heilkraft nahezu unübertroffen.

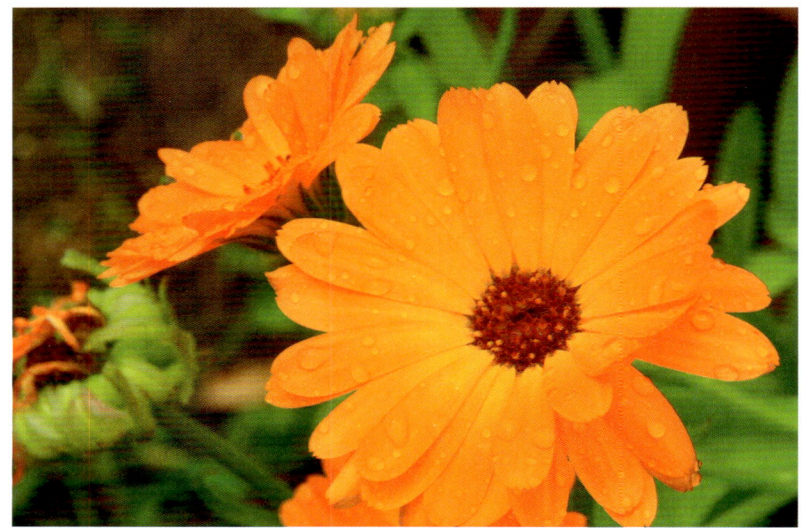

In der Hildegard-Heilkunde wird die Ringelblume in erster Linie bei Vergiftungen im Magen-Darm-Trakt eingesetzt, als Salbenmischung hilft sie aber auch gegen Hauterkrankungen. Ernten Sie die Ringelblumen am besten in der Phase kurz vor Vollmond am frühen Morgen. Die fertige Salbe streichen Sie dann öfters auf die betroffenen Hautbezirke.

RINGELBLUMENSALBE

Zutaten
Ringelblumen
fettes Stück roher
Schweinebauch

Zubereitung: Schneiden Sie von einem fetten Stück rohem Schweinebauch die äußere Schwarte und das Fleisch weg. Das reine Fett im Mixer zerkleinern, die Ringelblumen mit hineingeben und mit dem Fett zu einer homogenen Masse vermischen.

Verwenden Sie die Salbe möglichst sofort. Bereiten Sie immer nur eine kleine Menge zu, da die Salbe ohne Konservierungsmittel nicht sehr lange haltbar ist.

Herz-Kreislauf-System

◆

ANGINA PECTORIS

> ### SYMPTOME
>
> ◆ **Engegefühl** in Brust und Hals ◆ **Pochender Schmerz**, der bis in den linken Arm ausstrahlt ◆ **Angstgefühle** ◆

GALGANT

GALGANTTABLETTEN

Galgantpulver, in Tablettenform gepresst, wird in der Hildegard-Praxis als äußerst schnell wirkendes Herzmittel bei allen Zuständen von Schwindel, Schwäche und Schmerzen, die vom Herzen kommen, eingesetzt, vor allem auch bei krampfartigen Herzbeschwerden wie der Angina pectoris.

TEILWEISE ERSATZ FÜR NITROPRÄPARATE

Wenn Sie regelmäßig Galgant in Tablettenform nehmen, brauchen Sie wenig oder gar keine Nitropräparate mehr und vermeiden dadurch auch den sogenannten Nitrokopfschmerz. Auch und gerade in der Notfallmedizin werden die Galganttabletten mit bestem Erfolg eingesetzt.

Sowohl die Galganttabletten als auch das Fenchelmischpulver Sivesan sind schnell wirksame Herzmittel, die in der Hildegard-Medizin häufig und mit großem Erfolg eingesetzt werden.

FENCHEL

FENCHELMISCHPULVER SIVESAN

Sivesan, eines der Universalmittel von Hildegard auf der Basis von Fenchel, kann ebenso als gut wirksames Dauermittel bei Angina pectoris eingesetzt werden. Es ist als fertiges Mischpulver im Fachhandel erhältlich, Sie können es sich jedoch auch selbst zubereiten. Das Rezept finden Sie auf Seite 58.

DIABETES

SYMPTOME

◆ Aufgrund des hohen Blutzuckerspiegels kann auch **Zucker im Urin** erscheinen ◆ Verstärktes **Durstgefühl** ◆ **Geschwächte Abwehrkraft** ◆

DINKEL

Durch seine wärmende und kreislaufstabilisierende Wirkung hilft der Dinkel sowohl bei niedrigem wie auch bei hohem Blutdruck.

Dinkel enthält verschiedene Kohlenhydratarten, die langsam und kontinuierlich an das Blut abgegeben werden (Seite 29). Der Vorteil ist, dass auf diese Weise das Insulin nur langsam verbraucht wird, was besonders wichtig ist für Diabetiker.

Mit dem folgenden Habermus können Sie bereits zum Frühstück eine geballte Ladung Dinkel zu sich nehmen.

HABERMUS

Zutaten
1 Tasse Dinkelschrot
2–3 Tassen Wasser
Obst, Zimt
1 TL Honig
gehackte Mandeln
Galgant, Bertram
Zitronensaft

Zubereitung: Dinkelschrot in Wasser zum Kochen bringen. Honig und Gewürze dazugeben und in wenigen Minuten ausquellen lassen. Obst darunter rühren, mit Mandeln bestreuen und mit Zitronensaft beträufeln.

NIEDRIGERE INSULINDOSIS MÖGLICH

Diabetiker können dadurch – natürlich unter Kontrolle ihres Arztes – ihre Insulin- und Medikamentendosen langsam senken und sind nicht mehr so hohen Blutzuckerschwankungen ausgesetzt, was sich sehr positiv auf die Gefäße auswirkt. So wirkt Dinkel im Körper kreislaufstabilisierend. Sowohl bei hohem als auch bei niedrigem Blutdruck sollten Sie Ihre Ernährung gänzlich auf Dinkelprodukte umstellen.

ZIMT

Der echte Zimt wird aus der getrockneten Rinde des Zimtbaumes gewonnen, der hauptsächlich auf Ceylon (Sri Lanka) wild wächst; aber auch auf Java, in Brasilien, auf Jamaika und Martinique wird er heute kultiviert, wo sich Klima und Boden besonders gut eignen. Von den Trieben werden die Rindenanteile abgeschält und getrocknet und gelangen dann als Zimtrinde in den Handel.

UNUMSTRITTENE WIRKUNG DES ZIMTS

Wegen seines intensiven Geschmacks ist der Zimt etwas in den Hintergrund gedrängt worden, obwohl seine Wirkung unumstritten ist und es nur zu Nebenwirkungen kommen kann, wenn das reine ätherische Öl in konzentrierter Form verwendet wird; dies kann zu (Schleim-)Hautreizungen führen. Diese klingen aber sofort ab, wenn man das Zimtöl absetzt.

Innerlich kann es bei einer Überdosierung zu erhöhter Atem- und Pulsfrequenz kommen, zu vermehrtem Speichelfluss und zu einem leichten Temperaturanstieg. Der sehr intensive Geschmack verhindert von selbst, dass man zu viel davon zu sich nimmt.

Bei Hildegard gehört der Zimt zu den bedeutenden Heilmitteln, oftmals in Verbindung mit anderen Ingredienzen.

Das ist im Zimt: Die Rinde enthält 1–1,4 Prozent Zimtöl, das Geruch, Geschmack und Wirkung bestimmt. Hauptbestandteile dieses Zimtöls sind Zimtaldehyd und Eugenol. Das Zimtöl wirkt desinfizierend, leicht örtlich betäubend und tötet Hautpilze ab.

UNTERSTÜTZUNG BEI DIABETES

Praxiserfahrungen haben gezeigt, dass bei Diabetikern, die über den Tag verteilt einen Esslöffel Zimt zu den verschiedensten Speisen längere Zeit zu sich nehmen, der Blutzuckergehalt deutlich sinkt.

Das beste Beispiel hierfür ist Mexiko, das Land mit dem höchsten Pro-Kopf-Verbrauch an Zimt auf der ganzen Welt. In Mexiko gibt es im Vergleich zu anderen ähnlich strukturierten Ländern viel weniger Diabetiker. Wenn man sich in

Die Mexikaner essen viel Zimt und erkranken wesentlich seltener an Diabetes als wir.

Mexiko einen Eisbecher bestellt, bekommt man statt der bei uns üblichen Eiswaffeln einige Zimtstangen hineingesteckt. Die meisten Mexikaner essen diese mit großem Appetit.

HERZWEIN

Hildegards Herzwein hilft gegen viele Arten von Herz-Kreislauf-Erkrankungen und sollte in einer Dosierung von zwei bis drei Gläschen (20 Milliliter) pro Tag eingenommen werden (Seite 51). Bei Neigung zu Unterzucker sollten Sie darüber hinaus den Herzwein unbedingt am Vormittag gegen zehn Uhr und am Nachmittag gegen 16 Uhr extra einnehmen! Dadurch wird der Kopfschmerz, der oft zwischen zehn und zwölf Uhr vormittags infolge zu starker Absenkung des Blutzuckerspiegels auftritt, verhindert bzw. beseitigt, ohne dass andere Medikamente notwendig wären.

AUCH FÜR KINDER

Der für Kinder nochmals aufgekochte Herzwein zeigt die gleiche Wirkung, hält allerdings nicht so lange.

Wenn Ihr Kind an Diabetes leidet, können Sie ihm dennoch sorglos den Herzwein verabreichen. Um den Alkoholgehalt zu verringern, kochen Sie den Herzwein nochmals zwei bis drei Minuten im offenen Topf auf. Dadurch verdampft der Restalkohol, ohne dass die Wirkung des Herzweins beeinträchtigt wird.

ERSCHÖPFUNG

SYMPTOME

◆ **Abgeschlagenheit, Lustlosigkeit** ◆ Oft noch ausgeprägtere **Müdigkeit** als am Vorabend ◆ Teilweise **Unfähigkeit, zu arbeiten** ◆ **Schnelle Ermüdung** nach nur geringer Anstrengung ◆

QUENDEL

HILDEGARD ÜBER DEN QUENDEL

◆

»Und wenn das Gehirn krank und wie leer ist, pulverisiere er Quendel, vermische das Pulver mit Mehl und Wasser und mache Törtchen und esse sie oft, und sein Gehirn wird sich besser befinden.«

Hildegard-Freunde kennen die Quendelplätzchen – normale Plätzchen mit einer beliebigen Menge Quendelpulver. Wenn Sie zermürbt und ausgelaugt von der Arbeit heimkommen, können Sie mit ein paar Quendelkeksen und einem Gläschen Hildegard-Herzwein Ihren »leeren Akku« wieder aufladen.

QUENDELKEKSE

◆

Zubereitung: Aus den Zutaten einen geschmeidigen Teig kneten, ca. 5 mm dick ausrollen und Plätzchen in beliebigen Formen ausstechen. Bei mittlerer Hitze im Backofen 20–25 Minuten backen.

Zutaten
600 g Dinkelmehl
50 g Rohrzucker
180 g Butter
100 g gemahlene süße Mandeln
2 Eigelb, 1 ganzes Ei
10 g Quendelpulver
½ TL Salz
etwas Wasser

GALGANT

Das Universalmittel Galgant zeigt auch bei Erschöpfungszuständen Wirkung – hier am besten in der Form des Galganthonigs. Diesen können Sie im Fachhandel kaufen, aber auch ganz leicht selbst herstellen, indem Sie je nach Geschmack Galgantgewürzpulver in flüssigen – eventuell im Wasserbad auf 30° C leicht erwärmten – Honig einrühren. Von diesem Galganthonig sollten Sie bei Bedarf ein- bis dreimal täglich drei bis vier Messerspitzen aufs Brot streichen. Dies hilft nicht nur bei schweren Erschöpfungszuständen, sondern auch gegen Durchblutungsstörungen und Krämpfe aller Art.

Galganthonig wirkt bei Erschöpfung, Durchblutungsstörungen und Krämpfen jeder Art.

WERMUT

Wermut wird von Hildegard als *»der wichtigste Meister gegen alle Erschöpfungen«* bezeichnet und spielt daher in ihrer Heilkunde eine sehr große Rolle.

Wermut – der »wichtigste Meister gegen alle Erschöpfungen«.

Zur Verarbeitung sollte der Wermut möglichst nur im April und Mai geerntet werden, da er dann die größte Kraft in sich trägt. Brauchen Sie das Kraut zum Trocknen für einen Wermuttee, dann sollten Sie es immer in der Zeit kurz vor Neumond ernten, an einem trockenen, sonnigen Tag, am besten gegen Mittag, wenn kein Tau mehr auf der Pflanze liegt. Wenn Sie später im Jahr ernten, sollten Sie unbedingt darauf achten, dass die Blüte noch nicht vorüber ist. Die Teile der Pflanze werden dann im Schatten getrocknet und weiterverarbeitet. Man kann natürlich auch immer im Garten von der frischen Pflanze ein wenig für den Tee nehmen.

In manchen Gegenden ist es üblich, die Bratensauce mit Wermut zu verfeinern. Dies verbessert den Geschmack und regt gleichzeitig den Gallenfluss und die Verdauung an.

WERMUTTEE

.... ◆ ....

Zutaten
getrocknetes Wermutkraut kochendes Wasser

Zubereitung: Für eine Tasse Wermuttee nehmen Sie nur so viel getrocknetes Wermutkraut, wie Sie zwischen Daumen und Zeigefinger fassen können. Dies geben Sie in ein Teeei, überbrühen es mit kochendem Wasser, schwenken das Teeei einige Sekunden darin und ziehen es aus dem Wasser.

Der Tee darf nur leicht dunkel sein und nicht gallenbitter schmecken (das kann Brechreiz erzeugen!), sondern so wie ein gut gehopftes Bier; dann ist er gut bekömmlich. Man kann natürlich auch einige Blättchen Wermut frisch vom Strauch für diesen Tee nehmen.

VORSICHT

Innerlich sollte der Wermut nur mäßig angewendet werden, dann kann er nämlich seine heilenden Kräfte entfalten, und keiner braucht sich vor Nebenwirkungen zu fürchten.

Wermut im Übermaß kann zu Vergiftungen führen, die mit anfallsweisem Schwindel, Kopfschmerzen, Zittern und Muskelkrämpfen einhergehen und in extremen Fällen Bewusstlosigkeit nach sich ziehen.

»ABSINTHTRINKER«

Ein warnendes Beispiel sind die »Absinthtrinker«. Absinth ist ein Wermutschnaps, der besonders in Südfrankreich sehr beliebt ist. Wenn ihn jemand über Jahre hinweg in großen Mengen trinkt, treten die beschriebenen Symptome auf. In kleinen Mengen ab und zu wirkt er verdauungsfördernd.

Auch die bei uns bekannten »Wermutbrüder« trinken den billigen Wermutwein meist in viel zu großen Mengen. Bei diesen billigen Produkten kommt noch hinzu, dass, durch die Herstellung bedingt, die darin enthaltenen großen Mengen Fuselalkohole negativ auf die Leber einwirken. Sowohl die »Absinthtrinker« als auch die »Wermutbrüder« enden meist im Delirium tremens.

Ab und zu ist gegen ein Gläschen Wermut zur Verdauungsunterstützung nichts einzuwenden. Achten Sie aber auf die Qualität! Große Mengen an Billigprodukten schaden nämlich Ihrer Gesundheit enorm!

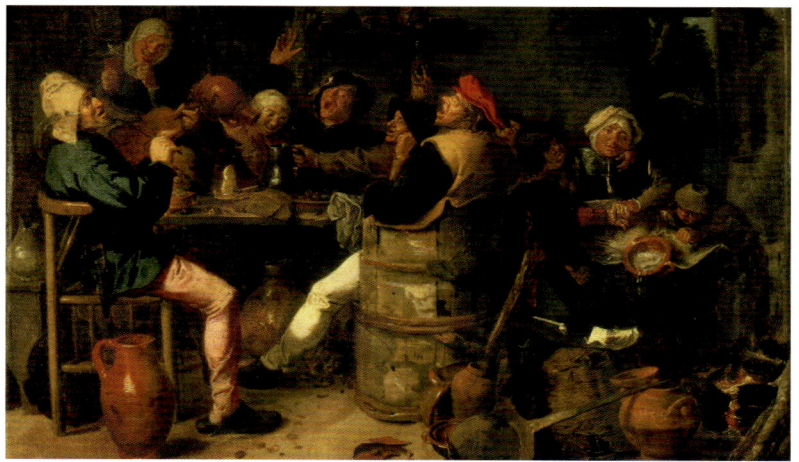

Bereits zu Hildegards Zeit ist der Wein nicht nur aufgrund seiner heilenden Wirkung genossen worden.

HERZSCHWÄCHE

SYMPTOME

◆ **Schneller Atem** bis **Atemnot** auch bei leichten körperlichen Anstrengungen ◆ **Bläuliche Lippen** ◆ Abends leicht **geschwollene Füße** und **Knöchel**, manchmal auch noch morgens ◆

Bei Herzschwäche können Sie die ganze Palette von Hildegards Universalmitteln auskosten. Neben der Edelkastanie und dem Herzwein haben sich auch die Galganttabletten (Seite 42) und das Fenchelmischpulver Sivesan (Seite 58) bewährt.

EDELKASTANIE

Auch bei Herzschmerzen und Herzentzündungen können die vielseitig anwendbaren Maroni helfen. In diesem Fall sollten sie aber roh gegessen werden. Die reifen Maroni, die vom Baum gefallen sind, schält man ganz einfach und kaut sie genussvoll. Ansonsten kann man gelegentlich einen Teelöffel Edelkastanienmehl (im Fachhandel erhältlich) nehmen. Wichtig: Beim Essen gut einspeicheln!

HERZWEIN

HILDEGARD ÜBER DEN HERZWEIN

··· ◆ ···

»Wer im Herzen, in der Milz oder in der Seite Schmerzen hat, koche Petersilie in Wein, füge etwas Essig und genug Honig bei, seihe es durch ein Tuch und trinke es oft, und es heilt ihn.«

Dank seiner großen Anwendungsbreite ist der Herzwein auch bestens geeignet als Basistherapie bei jeglicher Art von Herzschwäche. Wenn Sie Herzbeschwerden haben, empfiehlt sich, unterstützend täglich zwei- bis dreimal ein Gläschen Herzwein, leicht erwärmt, einzunehmen. Sie können den Herzwein bedenkenlos regelmäßig über einen längeren Zeitraum hinweg einnehmen.

BLUTHOCHDRUCK

SYMPTOME

◆ Man spricht von erhöhtem Blutdruck, wenn bei **drei oder mehr Arztbesuchen** zu verschiedenen Zeiten **mehr als 160/95 mmHg** (Millimeter Quecksilber) auf dem Blutdruckmessgerät angezeigt wurden ◆ Nur selten äußert sich der Bluthochdruck bereits frühzeitig in Beschwerden wie **Schwindel, Schlafstörungen, Atemnot** oder **Leistungsabfall**; spüren Sie erst einmal die Folgen von jahrzehntelangem Bluthochdruck, sind meistens schon irreparable Schäden an Herz, Niere, Gehirn oder Auge entstanden ◆

Eine zeitweilige Erhöhung des Blutdrucks kommt auch bei Gesunden während körperlicher oder seelischer Belastung vor. Bei einer dauerhaften Erhöhung müssen Sie jedoch einschreiten!

MUSKATNUSS

Die Muskatnuss ist die Frucht des 10 bis 20 Meter hohen Muskatbaumes, der im tropischen Asien beheimatet ist, heute aber auch im tropischen Südamerika angebaut wird. Die fleischigen Beerenfrüchte enthalten als Samen die würzige Muskatnuss.

Muskatnüsse sind ein vielseitiges und wirkungsvolles Heilmittel.

SCHMACKHAFTES UND GESUNDES KÜCHENGEWÜRZ

Mit der Muskatnuss verhält es sich wie mit vielen Substanzen: Geringe Mengen sind von Nutzen, große sind Gift – oder wie der berühmte Arzt Paracelsus sagte: »All Thing seyn Gift, nur die Dosis macht's, ob Thing nicht Gift seyn!« Verwenden Sie daher die Muskatnuss sparsam. Wohl dosiert stellt sie ein gesundes, äußerst schmackhaftes Gewürz dar, das verschiedenste Gerichte bereichert. Die Muskatnuss sollte in jeder Hildegard-Küche zur Grundausstattung gehören.

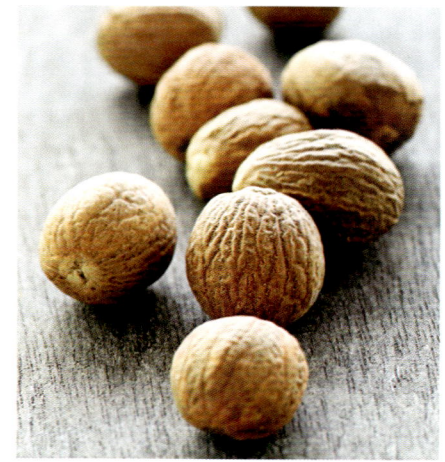

HILDEGARD ÜBER DIE MUSKATNUSS

.... ◆ ....

»Wen die Lähmung im Gehirn plagt, der pulverisiere Muskatnuss und zweimal so viel Galgant und zerstoße die Wurzel der Gladiole und Wegerich in gleichem Gewicht unter Beigabe von Salz. Und aus alldem mache er ein Süpplein und schlürfe es. Und dies mache er ein- oder zweimal am Tag, bis er geheilt wird.«

MUSKATNUSSSUPPE

Essen Sie diese Suppe mit einer gewissen Regelmäßigkeit über einen längeren Zeitraum hinweg. Je nach Geschmack können Sie die Anteile Muskat, Galgant und Salz unterschiedlich gewichten. Die Mischung, die Ihnen am besten schmeckt, hat auch die größte Wirkung auf Ihren Körper und die Erkrankung.

Mit *»Lähmung im Gehirn«*, wie Hildegard schreibt, würden wir heute eine massive Kopfdurchblutungsstörung bezeichnen, wie sie beispielsweise bei einem Schlaganfall auftritt. Wenn Sie also unter hohem Blutdruck leiden – die Vorstufe des Schlaganfalls, der dann mit entsprechenden Lähmungen einhergeht –, empfiehlt sich zur Vorbeugung der regelmäßige Genuss einer Muskatnusssuppe. Sie lässt sich zudem schnell und problemlos zubereiten.

Die dazu erforderliche Mischung stellt Ihnen Ihr Apotheker zusammen.

.... ◆ ....

◆ 20 g Muskatnusspulver ◆ 30 g Galgantpulver ◆ 10 g Iriswurzelpulver ◆ 10 g Spitzwegerichwurzelpulver ◆ 10 g Salz . ◆

MUSKATNUSSSUPPE

.... ◆ ....

Zutaten
1 EL Butter
1 Zwiebel
60 g Dinkelgrieß
1 l Hühnerbrühe

Zubereitung: Zwiebel klein schneiden und in der Butter goldgelb anrösten, Grieß hinzugeben. Mit der Brühe ablöschen und der Gewürzmischung abschmecken. Die Suppe einmal aufkochen und dann ausquellen lassen.

FINDEN SIE IHRE PERSÖNLICHE MISCHUNG HERAUS

Machen Sie sich morgens und/ oder abends eine dünne Dinkelgrießsuppe, und würzen Sie diese mit der Pulvermischung nach Ihrem eigenen Geschmack. Da Dinkelgrieß gleichzeitig für die Nieren gut ist und viele Menschen, die zu hohem Blutdruck neigen, auch eine Nierenschwäche haben, ist Grieß empfehlenswerter als Mehl. Wenn Sie dagegen zu Durchfall neigen, sollten Sie sich besser die leicht stopfende Dinkelmehlsuppe bereiten.

WEINRAUTE

Die Raute gehört zur Familie der Rutaceae und kam aus dem Mittelmeerraum durch die Römer zu uns. Nach anderen Quellen brachten sie erst die Benediktinermönche mit und zogen sie in Klostergärten. Die Raute wurde früher im Weinberg nach jeder zehnten Rebe zur Insektenabwehr gepflanzt und verbreitet einen weinähnlichen Geruch – daher der deutsche Name Weinraute. Sie wird bis zu 80 Zentimeter hoch; in der Heilkunde benutzt werden die Blätter, nicht hingegen die kleinen gelbgrünen Einzelblüten und die kapselartige Frucht. Die Blätter sollten entweder frisch verwendet oder kurz vor der Blüte zum Trocknen geerntet werden.

Die Weinraute wirkt:
◆ **blutdrucksenkend**
◆ **desodorierend**
◆ **entkrampfend**
◆ **kräftigend**
◆ **hormonell ausgleichend**

BLUTDRUCKSENKENDER INHALTSSTOFF RUTIN

Die Inhaltsstoffe der Weinraute sind Rutin, Kumarin, Alkaloide und ätherische Öle, vor allem das Rautenöl. Die Raute findet sowohl in der Homöopathie als auch in der Volksheilkunde Anwendung, in erster Linie bei Krampfzuständen im Verdauungstrakt. Während der Schwangerschaft sollte die Raute wegen ihrer hormonellen Wirkung nicht genommen werden. Auch die moderne Schulmedizin hat die Raute entdeckt: Der Inhaltsstoff Rutin härtet Knochen und Zähne und wirkt – in folgender Salbenform – blutdrucksenkend.

Aufgrund ihres bitteren Geschmacks hat die Weinraute eine tonisierende Wirkung auf den Organismus.

WEINRAUTENSALBE

Hildegard nennt die Weinrautensalbe auch Nierensalbe. Wegen des schwer erhältlichen Bärenfetts kann man sie nur selten selbst herstellen, bei Hildegard-Vertrieben jedoch bestellen. Durch den Zusatz von etwas Rosenöl wird nicht nur ihre Wirkung, sondern auch ihr Geruch verbessert. Diese Salbe wird bei allen Erkrankungen der Niere und bei zu hohem Blutdruck eingesetzt. Sie kann aber nur dann richtig wirken, wenn dem Körper auch genügend Betriebsflüssigkeit – sprich: (abgekochtes) Wasser – zugeführt wird.

LÄNGERFRISTIGE EINNAHME

Die Doppelwirkung der Weinraute – verdauungstraktentkrampfend und blutdrucksenkend – ist besonders wichtig, weil viele Nieren-und Lendenschmerzen im Magen verursacht werden, wie Hildegard erklärt.

Sie sollten die Weinrautensalbe über einen längeren Zeitraum – mindestens vier bis sechs Wochen lang, bei zu hohem Blutdruck noch einige Wochen länger – möglichst am offenen Feuer in die Nierengegend einreiben: bei akuten Schmerzen mindestens einmal am Tag, bei zu hohem Blutdruck zweimal pro Woche.

Wenn Sie keinen offenen Kamin zu Hause haben, können Sie ersatzweise auch eine ganz normale Rotlichtlampe verwenden. Damit wird die Nierengegend einige Minuten bestrahlt, dann die Salbe unter weiterer Bestrahlung eingerieben, schließlich wird nochmals einige Minuten bestrahlt. Die schmerzlindernde und blutdrucksenkende Wirkung ist bei mehrmonatiger Anwendung enorm.

NIEREN- UND LENDENSCHMERZEN

Interessant ist die von der heiligen Hildegard erwähnte Ursache der Nieren- und Lendenschmerzen: die Erkrankung des Magens. Da viele Hypertoniker alles in sich hineinfressen und es ihnen dann später »an die Nieren geht«, ist hier tatsächlich oft die Ursache des zu hohen Blutdrucks zu suchen. Vor diesem Hintergrund ist die Doppelwirkung der Weinraute – verdauungstraktentkrampfend und blutdrucksenkend – ein wahres Geschenk.

KREISLAUFSTÖRUNGEN

SYMPTOME

◆ **Schwindel** mit **Kollapsneigung** ◆ **Kalte Hände** und **Füße** ◆ Allgemeine **Leistungsminderung** ◆ **Labiler Blutdruck**, **Herzbeschwerden** ◆ **Schwarzwerden vor den Augen**, teilweise von **Kopfschmerzen** begleitet ◆

FENCHEL

Fenchel, so schreibt Hildegard, vermittelt »eine angenehme Wärme«. Wenn der Körper angenehm durchwärmt wird, stabilisiert sich der Kreislauf. Fenchel eignet sich also für Leute, die immer frieren: Das sind sehr oft ältere Menschen, aber auch junge Mädchen und Frauen, die eine leichte Schilddrüsenüberfunktion und zu niedrigen Blutdruck haben. Bei Patienten mit erhöhtem Blutdruck wird durch den Genuss von Fenchel eine gewisse Entkrampfung der Gefäße und somit eine »angenehme Wärme« erzeugt, oftmals in Körperregionen, wo vorher eine unangenehme Hitze vorherrschte. Gewöhnen Sie sich daher an, regelmäßig Fencheltee zu trinken, und bringen Sie öfters Fenchelgerichte auf den Tisch.

FENCHEN IN ROTWEINSAUCE

Zubereitung: Geputzte Fenchelknollen in Scheiben schneiden. Wein mit Zitronensaft erhitzen und Fenchelscheiben dazugeben. Würzen und ca. 15 Minuten kochen lassen. Butter und Mehl miteinander verkneten, in die Weinbrühe geben und 8 Minuten durchkochen lassen.

Zutaten
4 kleine Knollen Gemüsefenchel
¼ l Rotwein, Salz
geriebene Muskatnuss
30 g Butter
30 g Dinkelmehl
Zitronensaft

Weitere Fenchelrezepte finden Sie ab Seite 56.

HERZWEIN

Es muss nicht immer Ginseng sein! Die Anwendungsbreite des Herzweins ist ebenso beeindruckend. Besonders erfolgreich eingesetzt wird er bei Herz-Kreislauf-Störungen.

In der Hildegard-Heilkunde gilt der Herzwein (Seite 51) als das Kreislaufmittel schlechthin. Denn der Wein heilt und erfreut den Menschen mit seiner gesunden Wärme und seiner großen Kraft, so Hildegard.

NIEMALS KALT TRINKEN

Nehmen Sie zwei- bis dreimal pro Tag – bei Bedarf öfters – einen Esslöffel oder ein kleines Schnapsgläschen voll ein. Dieser Herzwein kann unbedenklich auch über längere Zeit oder regelmäßig eingenommen werden. Es ist aber darauf zu achten, dass man ihn – wie alle Medizinweine – niemals eiskalt trinkt. Er sollte immer etwas im Mund behalten und darin angewärmt werden, dann wirkt er viel besser. Die spezifischen Wirkstoffe werden durch die Mundschleimhäute aufgenommen und können so besser und schneller zur Wirkung kommen. Man kann auch den kalten Herzwein aus dem Kühlschrank in einem Glas erwärmen, indem man es mit heißem Wasser auffüllt.

Honig ist ein wichtiger Bestandteil des Herzweins. Er muss aber im Wein mitgekocht werden, erst dann wirkt der Herzwein richtig.

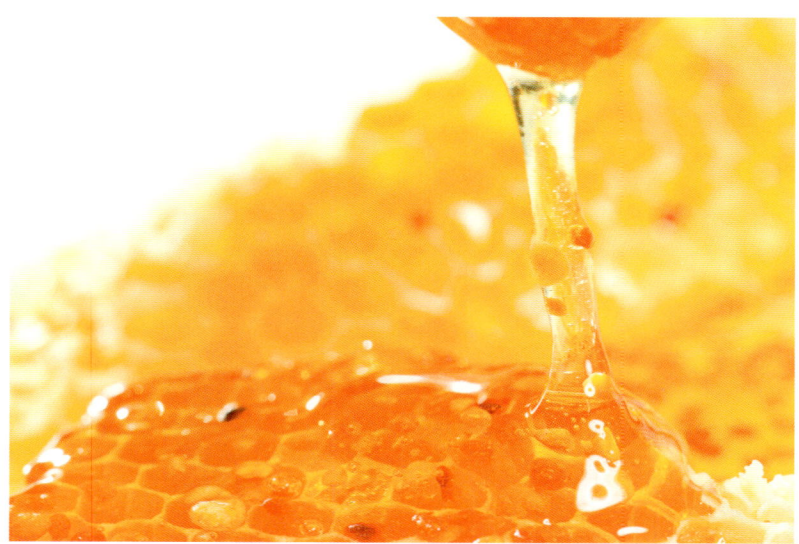

Infektionskrankheiten

◆

SCHÜTTELFROST

SYMPTOME

◆ **Zittern** des ganzen Körpers und **Zähneklappern** ◆ **Kälte-gefühl** mit **Gänsehautbildung** ◆ Meist geht ein **rascher Tem-peraturanstieg** voraus ◆

ALOE

MISCHPULVER MIT ALOE

Wegen des frischen Andornsaftes und der anderen Zutaten ist das Rezept etwas schwierig herzustellen. Das von Hildegard beschriebene Rezept in Pulverform kann aber jeder Apotheker zusammenstellen.

Trinken Sie von diesem Aloewein dreimal täglich ein Gläschen.

ALOEWEIN

◆

Zubereitung: Diese Mischung kochen Sie im Wein einige Minuten und süßen anschließend nach Geschmack mit Honigwürze – also in Wasser oder Fencheltee aufgelöstem Honig.

Zutaten

10 g Andornpulver
12 g Aloepulver
14 g Lorbeerfrucht-pulver
16 g Süßholzpulver
1 l Wein
Honig

◆

»Wer Schüttelfrost hat, der nehme Andornsaft oder, wenn es Winter ist, dessen Pulver und mehr Aloe und Süßholz mehr als Lorbeer, koche dies in Wein, seihe es durch ein Tuch, füge Honigwürze dazu, und selbst wenn er schon vom Schüttelfrost geplagt wird, wird er schnell geheilt werden, welcher Schüttelfrost es auch immer sei, ausgenommen das Viertagefieber (Malaria).«

VIRUSERKRANKUNGEN

SYMPTOME

◆ **Niesen, tropfende Nase, anschwellende Schleimhäute** ◆
Leichte **Hals-** und **Rachenschmerzen** ◆ **Fieber** bis zu 40° C
◆ **Frösteln, Schüttelfrost** ◆ **Augen-, Kopf-, Gliedmaßen-**
und **Brustschmerzen** ◆

ERKÄLTUNG UND GRIPPE

Eine Virusinfektion der oberen Atemwege ist die Ursache
für eine Erkältung. In der Regel fängt man sich das Virus von
anderen Menschen (Husten, Niesen) ein, es ist also anste-
ckend. Eine richtige Grippe dagegen zeigt nicht nur intensivere Beschwerden als eine Erkältung, vielmehr ist sie auch
gefährlicher. Beide Erkrankungen werden aber durch Viren
verursacht. Da diese sich ständig verändern, kann der
Mensch keine Immunität gegen neue Viren aufbauen.

GALGANT

**Galgant – unüber-
troffen durch
seine heilungsför-
dernde Wirkung
bei Viruserkran-
kungen.**

Bei Viruserkrankungen kann – wieder einmal mehr – das
Universalmittel Galgant die Heilung unterstützen. Man löst
Galganttabletten oder Galganthonig in frischem Wasser auf.
Kinder bekommen den Galganthonig in kaltem Himbeerwasser gelöst zu trinken (kalt heißt natürlich Zimmertemperatur).
Auf keinen Fall darf das Himbeerwasser warm sein: Dies
verursacht Brechreiz.
Durch diese Galgantgaben wird das Fieber erträglicher und
klingt schneller ab, ohne unterdrückt zu werden. Aber auch
die unangenehmen Nachwirkungen einer Virusinfektion werden gelindert, die Zeit der Rekonvaleszenz verkürzt sich.
Nach der Ausheilung ist der Kranke sofort wieder vollständig
körperlich und geistig einsatzfähig.

Psychische Störungen und Beschwerden

◆

DEPRESSIVE VERSTIMMUNG

> **SYMPTOME**
>
> ◆ Gefühl von **Kraft-** und **Machtlosigkeit** ◆ **Müdigkeit,** mitunter **Schlafstörungen** ◆ **Verzweiflung,** schon bei geringen Anlässen, und **Ängste** ◆

Einerseits ist die Neigung zu Depressionen angeboren, andererseits wird sie durch negative Ereignisse, wie z. B. beruflichen Misserfolg oder private Schicksalsschläge, verstärkt. Auch Lichtmangel sowie Fehlernährung tragen dazu bei.

WANN SIE ZUM ARZT GEHEN SOLLTEN

Wenn Ihre Stimmungstiefs immer länger dauern, Sie zunehmend in Ihrer eigenen Welt leben und den Kontakt nach außen verlieren, ist es höchste Zeit, zum Arzt zu gehen. Gegen leichtere depressive Verstimmungen können Sie jedoch die Hildegard-Mittel ausprobieren, z. B. den Wermutwein.

Beachten Sie: Auch Lichtmangel und eine falsche Ernährung können zu depressiver Verstimmung beitragen. Mit Hildegards Universalmitteln Edelkastanie, Fenchel, Dinkel und dem Wermutwein können Sie sich schützen.

WERMUT

HILDEGARD ÜBER DEN WERMUT

◆

»Und wenn der Wermut frisch ist, zerstoß ihn und drücke seinen Saft durch ein Tuch, und dann koch Wein mit Honig ein wenig und gieß diesen Saft in den Wein, so dass derselbe Saft den Wein und den Honig an Geschmack übertrifft, und trink dies nüchtern vom Mai bis zum Oktober jeden dritten Tag, und es unterdrückt die Melancholie in dir …«

WERMUTWEIN

Zutaten

*100–150 ml
frisch gepresster
Wermutsaft
200–300 g natur-
reiner Honig
ca. 3 l naturreiner
Wein (rot oder weiß)
1 TL reiner Alkohol
pro Flasche
Wermutwein*

Zubereitung: Den kurz vor Vollmond frisch geernteten Wermut waschen, im Mixer zu einem Brei verquirlen und in einem Leinensäckchen bzw. einer Zentrifuge entsaften oder mittels eines Entsafters den Saft direkt auffangen. Die anderen Zutaten berechnen sich nach der Menge des gewonnenen Saftes, z. B: 100–150 ml frisch gepresster Wermutsaft entspricht 200–300 g naturreinem Honig (vom Imker) und ca. 3l naturreinem Wein. Den Honig im Wein kochen, Schaum abschöpfen. Frisch gepressten Wermutsaft hinzufügen.

Wermutwein noch warm in saubere Flaschen abfüllen und sofort verschließen. Flaschen vorher mit einem Teelöffel reinem Alkohol ausspülen und den Teelöffel Alkohol zur besseren Haltbarkeit in der Flasche lassen.

Der Wermutwein hat eine enorme Wirkungsbreite. Er hilft unterstützend bei:
◆ **psychischer Belastung und Depression**
◆ **psychisch bedingten Lungenerkrankungen und Atembeschwerden**
◆ **Verdauungsschwächen jeder Art**
◆ **Nierenerkrankungen aller Art**

Trinken Sie jeden dritten Tag von Mai bis Oktober morgens auf nüchternen Magen ein Gläschen Wermutwein.

EDELKASTANIE

Auch die Edelkastanie kann depressive Verstimmungen lindern. Hierbei wird sie weder geröstet noch gekocht, sondern die Kerne werden – 4–6 Stück oder die entsprechende Menge Edelkastanienmehl über den Tag verteilt – roh gegessen.

HILDEGARD ÜBER DIE EDELKASTANIE

»Wer im Herzen Schmerzen hat und traurig wird, esse oft die rohen Kerne. Dies gießt seinem Herzen einen Saft wie Schmalz ein, und er wird an Stärke zunehmen und seinen Frohsinn wiederfinden.«

Fenchel

»Und wie auch immer er (der Fenchelsamen) *gegessen wird, macht er den Menschen fröhlich…«*

In der Hildegard-Heilkunde wird bei depressiven Verstimmungen neben dem Fenchelsamen vor allem auch der Fenchelsaft zur Einreibung an Stirn, Schläfen, Brust und Magengrube eingesetzt. Er ist im Fachhandel erhältlich. Zusätzlich empfiehlt sich jedoch ein Speisezettel mit abwechslungsreichen Fenchelgerichten (Seite 56f.).

Bei Hildegard gelten der Fenchelsamen und der Fenchelsaft als Antimelancholika.

Dinkel

Dinkel kann bei psychischen Erkrankungen als Basistherapie angewendet werden. Er enthält das L-Tryptophan, das erwiesenermaßen als Stimmungsaufheller fungiert. Es wird auch künstlich hergestellt (Seite 29). Eine dinkelreiche Ernährung ist die beste Vorbeugung gegen depressive Verstimmungen. Probieren Sie doch die leckeren Rezepte ab Seite 34 aus!

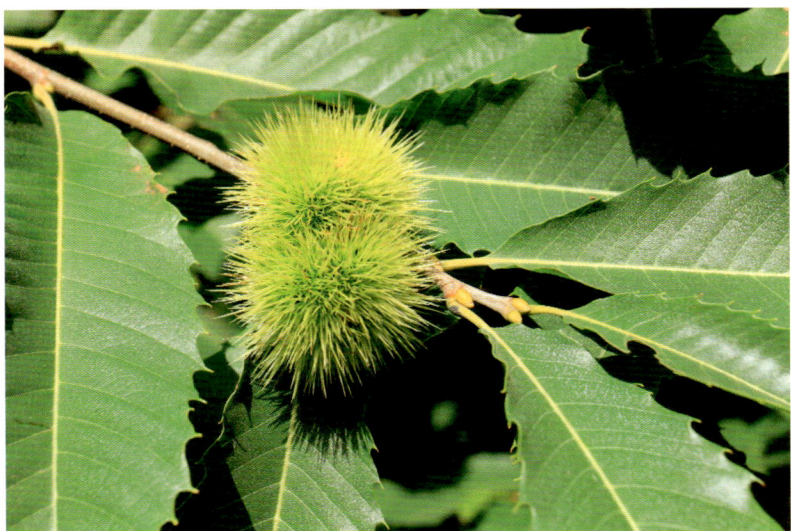

Nur in klimatisch begünstigten Gegenden Deutschlands, z. B. in Württemberg oder in der Pfalz, wächst die Edelkastanie. Ihren Kernen – roh gegessen – schreibt Hildegard eine stimmungsaufhellende Wirkung zu.

Verdauungsorgane

◆

MAGEN-DARM-STÖRUNGEN

> ### SYMPTOME
>
> ◆ **Appetitlosigkeit, Erbrechen, Übelkeit** ◆ **Verstopfung, Blähungen, Durchfall** ◆ **Druckgefühl** und **Brennen** im Magen-Darm-Bereich ◆

Wenn Sie zu häufigen Magen-Darm-Störungen neigen, empfiehlt sich eine Basisernährung mit den Universalmitteln Dinkel, Fenchel und Edelkastanie. Je nach Bedarf sollten Sie auch öfters die Brennnessel mit einbeziehen.

DINKEL

DINKELBRÜHE FÜR KLEINKINDER

Sehr kranken Menschen und Kleinkindern oder Säuglingen mit Magen-Darm-Störungen und Blähungen sollten Sie neben Fencheltee auch eine Dinkelbrühe verabreichen.

»… und es heilt ihn innerlich wie eine gute und gesunde Salbe«, sagt uns Hildegard dazu.

DINKELBRÜHE

◆

Zutaten
1 l Wasser
50 g ganze Dinkel-
körner
Honig oder Bertram
Quendel, Galgant
Muskat

Zubereitung: Dinkelkörner im Wasser mindestens 20 Minuten kochen, abseihen und je nach Geschmack mit süßen oder deftigen Gewürzen abschmecken.

Mit Fenchelhonig gesüßt, wird die Dinkelbrühe von den Kleinsten natürlich viel lieber angenommen.

FENCHEL

Das Universalmittel Fenchel erzeugt im menschlichen Körper »guten Schweiß und gute Verdauung«, regt also die Verdauung an und verbessert die Stoffwechseltätigkeit, d. h., die Abfallprodukte werden auf natürliche Weise aus unserem Körper herausgeschwemmt, der Magen-Darm-Trakt wird ausgeheilt.

Die Ausheilung des Magen-Darm-Bereiches hat gleich zwei angenehme Nebeneffekte: Sie verbessert den Atem – da die meisten Mundgerüche aus dem Magen aufsteigen – und stärkt die Sehkraft der Augen.

FENCHELTABLETTEN BEI BLÄHUNGEN

In der Hildegard-Heilkunde gibt man dem Magen-Darm-Patienten, besonders wenn dieser übersäuert ist und unter starken Blähungen leidet, auch Fencheltabletten zum Lutschen. Sie werden aus dem Pulver der gemahlenen Fenchelsamen gepresst. Lutschen Sie morgens vor dem Frühstück vier bis fünf Fencheltabletten und tagsüber drei- bis viermal die gleiche Dosis.

HILDEGARD ÜBER MAGENBESCHWERDEN

················· ◆ ·················

»Ein Mensch, der üblen Schleim in seinem kranken Magen hat, nehme Fenchel, etwas mehr Brennnessel und zweimal so viel Liebstöckel wie Fenchel und Brennnessel zusammen und mache daraus mit etwas Mehl oder Brot eine Speise und esse sie oft, und es nimmt dem kranken Magen den Schleim weg.«

FENCHELSPEISE

················· ◆ ·················

Zubereitung: Aus dem Fenchelkraut, den Brennnesseln und dem Liebstöckel bereiten Sie zusammen mit frisch gemahlenem Dinkelgofio (gerösteter Dinkel) einen Brei – oder mit Dinkelmehl einen Teig, den Sie etwas backen können. Fügen Sie nach Belieben Gewürze hinzu.

Zutaten
*zerstoßenes Fenchelkraut, Liebstöckel
frische Brennnessel
Dinkelgofio
Galgant, Bertram*

EDELKASTANIE

SUPPE BEI MAGENSCHMERZEN

.... ◆ ....

Zutaten
*2–3 EL Edel-
kastanienmehl
2–3 EL Dinkel-
weißmehl
1 EL Süßholzpulver
1 TL Engelsüß-
wurzelpulver
Galgant, Bertram
Quendel, Salz
Honig zum Würzen*

Zubereitung: Kastanien- und Dinkelmehl in Wasser kochen unter Zugabe von Süßholzpulver und Engelsüßwurzelpulver. Dies ergibt einen Brei oder eine etwas dickere Suppe. Würzen Sie die Suppe nach Geschmack mit Galgant, Bertram, Quendel, Salz oder Honig.

HÖREN SIE AUF IHREN KÖRPER

Bei Magenbeschwerden rät uns Hildegard, eine Suppe aus Kastanien- und Dinkelmehl einzunehmen, denn »... *sie wird den Magen reinigen und ihn warm und kräftig machen*«.

Morgens nüchtern vor dem Frühstück eingenommen, ist diese Suppe das beste Rezept zur Ausheilung von Magenbeschwerden jeder Art, aber auch von Erkrankungen der Bauchspeicheldrüse, der Leber und/ oder der Galle.

Kranke essen diese Suppe mit großem Appetit. Wenn es reicht, meldet der Körper seinen Widerwillen an.

BRENNNESSEL

In der Volksmedizin wird von Kennern der frisch gepresste Brennnesselsaft oder Brennnesseltee als harntreibendes, blutzuckersenkendes und blutreinigendes Mittel geschätzt.

Auch die Brennnessel stellt in der Hildegard-Heilkunde ein wichtiges Mittel gegen Magenbeschwerden dar. Die Große Brennnessel wird bis zu zwei Meter hoch, die Kleine nur etwa 50 Zentimeter. Beide enthalten Vitamin C und A, Gerbstoffe und Kieselsäure. Die Brennhaare enthalten Histamin, auf das manche Leute allergisch reagieren. Durch Trocknen oder Überbrühen wird es aber für den Menschen unschädlich. Als Allergieauslöser kommt also nur die frische Brennnessel infrage. Bei Wasseransammlungen im Körper durch Herzschwäche sollten Sie die Brennnessel möglichst meiden.

BRENNNESSEL ZUR MAGENREINIGUNG

Hildegard schätzte die Heilkraft der Brennnessel und hat uns einige Anwendungsformen überliefert, die bis jetzt wenig bekannt waren, sich aber in der Praxis ausgezeichnet bewährt haben. Hildegard empfiehlt uns z. B. den Brennnesselspinat und die Brennnessel als Zusatz zu anderen Speisen.

BRENNNESSELSALAT

Zutaten

150 g frische Brennnesseln (pro Person)
Pfeffer, Salz
Muskatnuss
etwas Dinkelmehl
etwas süße Sahne

Zubereitung: Brennnesseln säubern, waschen und mit kochendem Wasser überbrühen; nach einer kurzen Ruhepause mit einem Mixstab im Topf pürieren, mit Pfeffer, Salz und Muskatnuss abschmecken und eventuell zum Schluss mit Dinkelmehl und süßer Sahne eindicken.

Sie können auch die jungen, frischen Triebe trocknen, zu Pulver verarbeiten und dann den verschiedenen Speisen als Würze und Medizin beigeben. Achtung: Unbedingt mitkochen, damit das Pulver seine reinigende Wirkung entfalten kann. Die beigefügte Menge richtet sich nach dem Geschmack des Einzelnen.

BRENNNESSEL ÜBER DAS GANZA JAHR HINWEG

Wenn Sie das ganze Jahr über Brennnesselspinat essen möchten, pflanzen Sie am besten Brennnesseln in Ihrem Garten an. Die jungen Brennnesseln werden im April und/ oder Mai gepflückt, wenn sie aus dem Boden sprießen und eine Höhe von maximal sechs bis acht Zentimetern erreichen. Beim Ernten sollten Sie unbedingt Handschuhe anziehen, da das Brennen auf der Haut sehr unangenehm sein kann. Wird die Brennnessel zu hoch, so schneiden Sie sie einfach ab und verwenden sie dann als Mulch. Aus den nachwachsenden kleinen Brennnesseln bereiten Sie sich immer wieder frischen Spinat.

Brennnesseln im Garten haben übrigens noch einen erfreulichen Nebeneffekt: Sie schützen Pflanzen und Sträucher in der Nähe vor übermäßigem Insektenbefall.

BLUTUNGEN IM MAGEN-DARM-BEREICH

SYMPTOME

◆ **Brechdurchfälle** mit Bauchkrämpfen ◆ Leicht **erhöhte Temperatur** ◆ Dem Stuhl sowie Erbrochenem können **Blutspuren** beigemengt sein ◆

ANDORN

HILDEGARD ÜBER DEN ANDORN

························· ◆ ·························

»Wer gebrochene und kranke Eingeweide hat, koche Andorn mit Wein. unter Beigabe von genügend Honig. Er trinke es oft abgekühlt, und die Eingeweide werden geheilt.«

Der Andorn enthält u. a. ätherische Öle und Gerbstoffe. Letztere bewirken, dass sich die Schleimhäute zusammenziehen.

Hildegard meint damit gastrointestinale Blutungen, also Blutungen der Schleimhäute im Magen-Darm-Bereich. Diese treten nicht selten bei längerfristiger Einnahme starker Medikamente auf, aber auch bei chronischen Magen-Darm-Erkrankungen, wie z. B. Dickdarmentzündung. Eine kurzzeitige Einnahme solcher nebenwirkungsreicher Medikamente ist oft lebensnotwendig und führt in der Regel auch nicht zu Blutungen. Chronisch Kranke müssen aber wohl oder übel oft diese Nebenwirkungen infolge Dauereinnahme in Kauf nehmen, weil sie das kleinere Übel zu sein scheinen. Dies abzuwägen obliegt dem behandelnden Arzt. Bei Blutungen im Magen-Darm-Bereich kann man jedoch mit dem Andornwein (Seite 147) helfend eingreifen.

Trinken Sie als Begleitmaßnahme zwei- bis dreimal täglich ein kleines Gläschen Andornwein (Kinder zwei- bis dreimal täglich einen Teelöffel). Dieser Andornwein sollte »abgekühlt«, d. h. in Zimmertemperatur, eingenommen werden.

Andornwein

Zubereitung: Andorn im Wein 3–4 Minuten kochen. Honig nach eigenem Geschmack dazugeben, nochmals kurz aufkochen und schließlich abseihen.

Zutaten
1 TL Andorn
¼ l Wein
Honig

Magenschleimhaut-entzündung

Symptome

◆ In leichten Fällen: **Sodbrennen, Völlegefühl, Appetitlosigkeit** ◆ In schweren Fällen: **Schmerzen im Oberbauch, Magenkrämpfe, Durchfall, Blähungen, Verstopfungen** ◆

Goldkur

Hildegard über die Goldkur

»Dann nehme er etwas Semmelmehl, knete es mit Wasser, und diesem Teig gebe er etwas Goldpulver bei im Gewicht einer kleinsten Münze und esse das nüchtern frühmorgens. Am zweiten Tag mache er mit dem Mehl und dem Gold ein Törtchen und esse es nüchtern . . . . Dieses Gold liegt zwei Monate lang in seinem Magen, und es reizt den Magen nicht und macht ihn nicht geschwürig, sondern wenn er kalt und schleimig ist (Magenschleimhautentzündung)*, wärmt und reinigt es ihn ohne Gefahr für diesen Menschen.«*

Die Goldkur (Seite 89) sollten Sie bei entsprechenden Beschwerden einmal im Jahr durchführen.

Die Goldkur hilft bei Magenerkrankungen aller Art, im Besonderen jedoch bei Magenschleimhautentzündung oder -reizung.

MAGEN-DARM-TRAKT-VERGIFTUNG

SYMPTOME

◆ **Abgeschlagenheit** ◆ **Übelkeit, Erbrechen** ◆ **Leibschmerzen** bis hin zum **Durchfall** ◆

RINGELBLUME

In der Homöopathie wird die Ringelblume hauptsächlich innerlich und äußerlich bei frischen und alten Wunden, aber auch bei offenen Beinen und venösen und/oder lymphatischen Stauungen in den Beinen verwendet.

Die Ringelblume wächst in vielen Hausgärten und wird für Heilzwecke in großen Kulturen angepflanzt. Geerntet werden die zahlreichen leuchtend gelb- bis orangefarbenen Blüten, die einen Durchmesser von bis zu vier Zentimetern erreichen. Die einjährige Pflanze samt sich selbst aus und sticht im Garten deutlich ins Auge. Während der Blütezeit von Mai/Juni bis Oktober kann man sich einen Wein gegen Vergiftungen des Magen-Darm-Traktes bereiten und für den Notfall aufbewahren.

HILDEGARD ÜBER DIE RINGELBLUME

»Die Ringelblume hat starke Grünkraft gegen Gift in sich. Wer Gift isst oder wem es verabreicht wurde, koche Ringelblume in Wasser, und nach dem Ausdrücken des Wassers lege er sie warm auf seinen Magen, und sie erweicht das Gift, und es wird von ihm ausgeschieden. Dann wärme guten Wein, lege genug Ringelblumen hinein und damit wärme wiederum den Wein, und wer Gift genommen hat, trinke jenen halbwarmen Wein, und er schneuzt das Gift wieder durch die Nase aus oder wirft es durch den Schaum von sich aus.«

Hildegard spricht hier von Vergiftungen durch verdorbene Speisen oder durch langsam wirkende Pflanzengifte in Beeren, Früchten oder auch Pilzen. Personen, die starke Pflan-

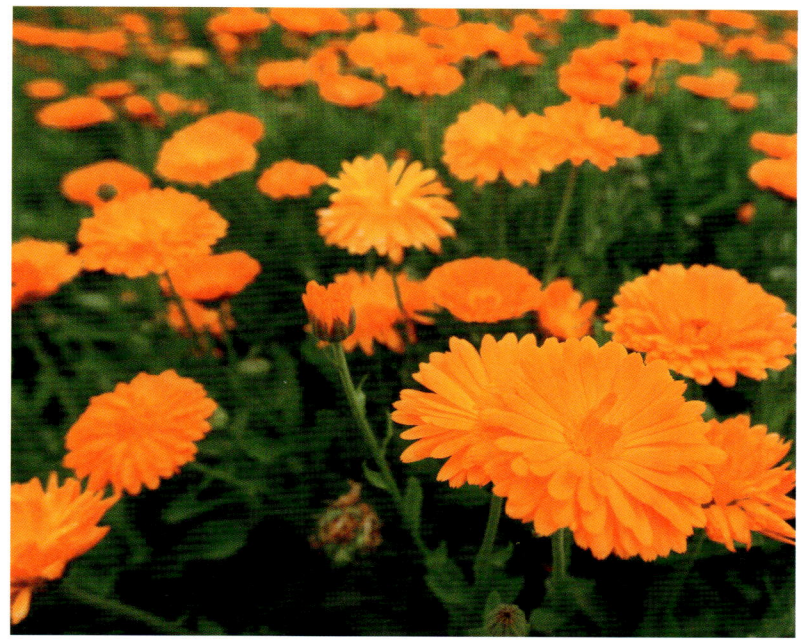

zengifte zu sich genommen haben, gehören dagegen sofort in klinische Behandlung.

RINGELBLUMENUMSCHLAG UND RINGELBLUMENWEIN

◆

Zubereitung: Ringelblumen in Wasser kochen, damit das Hanftuch befeuchten und, noch warm, auf die Magenpartie legen. Weitere Ringelblumen sofort in erwärmten Wein geben und bis kurz vor den Siedepunkt erhitzen. Abseihen und den lauwarmen Wein schluckweise trinken.

Zutaten
100 g Ringelblumen
Hanftuch
Wasser
½ l Wein

Der Wein löst Erbrechen aus, das Gift wird dadurch eruptionsartig aus dem Magen ausgestoßen. Nach dieser ersten Nothilfe ist es dennoch unerlässlich, einen Arzt aufzusuchen.

LEBERSCHMERZEN

> ## SYMPTOME
>
> ◆ **Appetitlosigkeit** ◆ **Blässe** durch Blutarmut ◆ **Übelkeit, Erbrechen, Gewichtsabnahme, Völlegefühl** im Oberbauch, **Verdauungsstörungen** ◆ **Antriebsarmut, Energielosigkeit** ◆

EDELKASTANIE

HILDEGARD ÜBER LEBERSCHMERZEN

·· ◆ ··

»Die Edelkastanie ist nützlich gegen alle innere Krankheit im Menschen …
Wer an der Leber Schmerzen hat, zerquetsche oft die Kerne, lege sie so in Honig und esse sie oft mit diesem Honig, und seine Leber wird gesund werden.«

Wenn Sie gegen die Pollen im Honig allergisch sind, erhitzen Sie den Honig im Wasserbad bis zum Siedepunkt und schöpfen den sich bildenden Schaum ab. Nach dem Erkalten wiederholen Sie diesen Vorgang. Abgeschäumter Honig ist aber auch in der Apotheke erhältlich.

Hildegard meint hier den Edelkastanienhonig, den Sie auch im Handel mit 20 Prozent Kastanienmehlzusatz erhalten. Bei Leberschmerzen, egal welcher Ursache, sollten Sie von diesem Honig mindestens zwei Monate lang zweimal pro Tag bis zu zwei Esslöffel einnehmen. Bei regelmäßiger Einnahme beseitigt dies (schrittweise) selbst chronische Leberleiden, die Blutwerte normalisieren sich, und die Patienten fühlen sich sehr viel wohler.

EDELKASTANIENHONIG SELBST HERSTELLEN

Zur Selbstherstellung besorgen Sie sich Edelkastanienmehl und einen guten Honig vom Imker. Diesen Honig erwärmen Sie im Wasserbad auf 30° C, so dass er schön dünnflüssig ist; anschließend rühren Sie mit einem Löffel kräftig so viel von dem Edelkastanienmehl hinein, wie der Honig aufnehmen kann.

FENCHEL

Einmal mehr empfiehlt uns Hildegard das Universalmittel Fenchel. Bei Schmerzen der Leber und/oder der Lunge schafft ein warmer Wein mit einer Mischung aus Fenchel, Süßholz, Zimt und Ysop Abhilfe. Die Zutaten bekommen Sie – soweit Sie sie nicht im eigenen Garten haben – auf Märkten frisch. In Pulverform stellt sie der Apotheker zusammen. Sie sind auch in spezialisierten Samen- und Gewürzhandlungen erhältlich. Wenn Sie Probleme mit Ihrer Leber haben, sollten Sie grundsätzlich auf Ihre Ernährung achten: Viel Vitamine und Ballaststoffe, wenig Fette und Alkohol.

WEINREZEPT BEI LEBERSCHMERZEN

Zubereitung: Süßholz, Zimt, Ysop und Fenchel, Honig und Wein mischen.

Zutaten
4 g Süßholz
6 g Zimt
8 g Ysop
20 g Fenchel
Honig
1 l Wein

ALLES WEITERE SAGT UNS HILDEGARD SELBST

»*Unter Beigabe von genügend Honig in Wein stark kochen, so dass keine Bitterkeit darin ist* (also so viel Honig hineingeben, dass es nicht mehr bitter schmeckt). *Neun Tage und neun Nächte stehen lassen, abseihen und trinken bei Leber- und Lungenschmerzen.*
Wenn in der Leber oder der Lunge starke Schmerzen sind, trinke er neun Tage jeden Tag. Vor dem Trinken frühmorgens esse er ein wenig und dann trinke er, abends esse er zum Sattwerden und vor dem Schlafen trinke er genug davon …«

Wenn aber die Schmerzen der Leber und/ oder der Lunge nur mäßig sind, sollte man nur jeden dritten Tag davon in der oben angegebenen Art trinken.

VERSTOPFUNG

SYMPTOME

◆ Der Darm wird **weniger als einmal alle fünf Tage** entleert ◆ Ständiges **Völlegefühl** im **Unterleib** ◆ Der **Stuhl** ist **hart** und **trocken** ◆ Die **Darmentleerung** verläuft schwierig, unter relativ **großer Kraftanstrengung** ◆

FLOHSAMEN

Der Flohsamen war bereits zu Hildegards Zeiten ein gebräuchliches Heilmittel, das – wie auch alle anderen Heilmittel aus dem Mittelmeerraum und aus Asien – über die Alpen zu uns kam.

Flohsamen ist der Samen einer Spitzwegerichart aus dem Mittelmeerraum oder aus Indien. Von diesen Wegericharten wird in der Hildegard-Heilkunde der Samen verwendet. Er zeichnet sich durch seine starke Quellfähigkeit aus. So kann der Samen mit Kern die zehnfache Menge Wasser seines Gewichts aufnehmen, die Schalen der Kerne allein sogar bis zur 40-fachen Menge. Durch seinen hohen Schleimgehalt quillt der Samen mächtig auf. Da dieser Schleim Magen und Darm nicht reizt, eignet sich der Flohsamen natürlich vortrefflich bei den entsprechenden Beschwerden. Im Gegensatz zu dem weit verbreiteten Leinsamen ist der Flohsamen kein Mineralräuber.

FLOHSAMEN ZUR DARMENTLEERUNG

Hildegard hat uns mit dem Flohsamen ein wunderbares Mittel in die Hand gegeben. Wichtig ist allerdings, dass Sie auch ausreichend dazu trinken, denn sonst kann der Flohsamen nicht richtig quellen und seine Wirkung nicht vollständig entfalten. Natürlich müssen Sie auch das Richtige trinken: am besten abgekochtes Wasser, pur oder als Tee zubereitet; Selterswasser, egal, ob mit oder ohne Kohlensäure, ist dagegen möglichst zu meiden. Diese Erkenntnis setzt sich immer mehr durch.

WIE VIEL FLÜSSIGKEIT TÄGLICH?

Die tägliche Trinkmenge richtet sich nach Ihrem Körpergewicht: ca. 35 Gramm Flüssigkeit pro Kilogramm Körpergewicht. Wenn Sie stark schwitzen, entsprechend mehr. Bis zu drei viertel Liter trägt bereits die Flüssigkeit in der Nahrung bei, denn selbst ein Stück trockenes Brot enthält Wasser. Urologen sagen sogar, dass nur dann der Wasserhaushalt des Körpers stimmt, wenn man täglich zwei Liter Urin ausscheidet.

FLOHSAMEN EINNEHMEN

Den Flohsamen nehmen Sie, wenn nötig, zwei- bis dreimal täglich ein, immer einen Teelöffel voll mit jeweils einem Glas Tee oder abgekochtem Wasser. Dabei sollten Sie den Flohsamen so schnell wie möglich hinunterspülen, da er sonst überall im Mund hängen bleibt. Sie können den Flohsamen aber auch etwas einweichen und in dieser Form zu sich nehmen. Probieren Sie selbst! Hauptsache, der Flohsamen wird dem Körper in einer darmverträglichen Weise zugeführt, so dass dieser sich mühelos entleeren kann.

Auch mit einem Joghurt oder kurz vor dem Essen über eine Dinkelsuppe gestreut, können Sie den Flohsamen zu sich nehmen. Ihrer Phantasie sind hier keine Grenzen gesetzt!

PSYCHISCHE KOMPONENTE DER VERSTOPFUNG

Patienten mit Stuhlverstopfung sind meist psychisch belastet, selbst wenn sie es nicht wahrhaben wollen. Sie sind innerlich verkrampft, verspannt und können nicht oder schlecht »hergeben«, »loslassen« – auch den Darminhalt nicht. »Wer gut purgiert, der gut kuriert« – diese alte Medizinweisheit gilt es zu beachten, denn mit der richtigen Ausscheidung über den Darm steht und fällt die Gesundheit des Körpers. Diese Entsorgung hat eben auch eine psychische Komponente, nicht nur eine rein körperliche: Die Befreiung der Psyche von Verkrampfungen fängt im Darm an. Deshalb ist eigentlich jede Behandlung einer Stuhlverstopfung bereits eine kleine Psychotherapie, und der Flohsamen hat hier eine wichtige Schrittmacherfunktion.

Wunden

.... ◆ ....

OFFENE WUNDEN

> ### SYMPTOME
>
> ◆ **Schnittwunden:** Tiefer, klaffender Spalt in der Haut ◆
> **Schürfwunden:** Leichte Hautabschürfungen ◆ **Geschwüre:**
> Juckende, gerötete Entzündungen der Haut ◆

QUITTE

AUFLAGE BEI SCHLECHT HEILENDEN WUNDEN

Bei schlecht heilenden, eitrigen Geschwüren legt man Quitten – gekocht oder gebraten – noch leicht warm auf die offenen Wunden, am besten zusammen mit anderen Heilkräutern wie Schafgarbe, dem Wundkraut schlechthin. Dadurch werden die Wunden noch besser gereinigt und heilen sehr viel schneller.

SCHAFGARBE

Der deutsche Name der Schafgarbe rührt daher, dass kranke Schafe und Ziegen die Pflanze bei Entzündungen und Verletzungen innerer und äußerer Art mit Vorliebe fressen.

Die Schafgarbe ist weltweit eine der verbreitetsten Heilpflanzen und neben der Brennnessel auch eine der bekanntesten. Sie wird bis zu 60 Zentimeter hoch und bildet oben rispige Scheindolden. Sie wächst bis zu einer Höhenlage von 2500 Metern.

Die Schafgarbe ist das Wundkraut schlechthin. Sie enthält ein ätherisches Öl mit einem hohen Anteil an Chamazulen, Kamillenblauöl, das auch in der Kamillenblüte enthalten ist. Es wirkt entzündungshemmend, schleimhautberuhigend und wundheilungsfördernd.

HILDEGARD ÜBER ÄUSSERE WUNDEN

»Wer durch einen Schlag verletzt wird, wäscht die Wunde in Wein und soll dann mäßig in Wasser gekochte und dann ausgepresste Schafgarbe warm über jenes Tuch binden, das auf der Wunde aufliegt. So nimmt sie der Wunde die Fäulnis und die Schwären und heilt sie. Dies mache so oft, solange es nötig ist. Nachdem die Wunde begonnen hat, sich zusammenzuziehen und zu heilen, soll die Schafgarbe direkt auf die Wunde gelegt werden, und sie wird umso gesünder und vollkommener geheilt.«

SCHAFGARBENKOMPRESSE

Eine frische Wunde wird zunächst mit Wein ausgewaschen – dies war in der damaligen Heilkunde nichts Ungewöhnliches und wird noch heute praktiziert. Anschließend verbindet man die Wunde steril. Die in Wasser leicht gekochte Schafgarbe wird noch gut warm als Kompresse auf den Wundverband gelegt und mit einer Binde festgehalten. Hat sich die Wunde geschlossen, kann man zur weiteren Heilung die warmen Schafgarbenkompressen direkt auf die Verletzung binden. Dafür eignen sich frische und getrocknete Kräuter.

So bewahren Sie getrocknete Kräuter auf: Geben Sie die Kräuter in ein gut verschließbares Porzellangefäß, und lagern Sie dies in einem trockenen und kühlen, vor Licht geschützten Raum.

GRUNDSTOCK DER HAUSAPOTHEKE

Schafgarbe sollte jeder sammeln und in der Hausapotheke stets zur Hand haben. Da sie von Mai bis September/Oktober gepflückt werden kann, lässt sich ein Vorrat anlegen. Gesammelt wird am besten in der Phase kurz vor oder direkt bei Neumond an einem warmen, sonnigen Tag gegen Mittag. Das Kraut trocknet an einem schattigen und luftigen Platz rasch. Wollen Sie die Schafgarbe pulverisieren, so nehmen Sie am besten die feingliedrigen Blätter, da diese sehr schnell trocknen, durch Reiben zwischen den Fingern ein ganz feines Pulver ergeben und dadurch besser einzunehmen sind.

Fasten

Das Fasten – ursprünglich religiös motiviert – hat in der heutigen Zeit bei vielen seinen eigentlichen Sinn – Reinigung von Körper und Geist – verloren. Heute denkt man meist in Kalorien oder Joule, in Fett-, Kohlenhydrat- und Eiweißanteilen, in Ballaststoffen, Vitaminen, Mineralien und Enzymen. Im Mittelpunkt steht das Abnehmen, das von der Idee her aber doch nur eine angenehme Begleiterscheinung darstellen sollte.

Liest man in Hildegards Tugenden und Lastern nach, so spielt bei 29 der 35 seelischen Heilungskräfte das Fasten als Universalmittel eine erhebliche Rolle. Daraus ersieht man, welch großen Stellenwert das Fasten für die Psyche hat und wie es über die Psyche massiv auf den Körper einwirkt.

In der Hildegard-Heilkunde liegt der Sinn des Fastens in erster Linie in einer Reinigung von Körper und Geist. Ferner sollte man zu einer bewussten Nahrungsaufnahme zurückkehren und lernen zu spüren, welche Nahrung der Körper benötigt, welche ihm gut tut und welche ihm schadet.

WARUM SOLLEN WIR FASTEN?

Freiwilliges und bewusstes Fasten führt letztlich zur Rückbesinnung auf den Urgrund, zur Psychohygiene, wie sie mit kaum einer anderen Methode erreicht wird: zu einer Art Generalreinigung des ganzen Körpers, also einer Reinigung von Körper und Geist, um den »Müll« – den körperlichen wie den seelischen – loszuwerden. Ärzte nannten im letzten Jahrhundert das Fasten auch »das unblutige Messer des Internisten«, weil dadurch das kranke Gewebe abgebaut wird und das gesunde erhalten bleibt. Diese Generalreinigung erhöht die Widerstandskraft gegen alle anderen Krankheiten.

LERNEN, BEWUSST ZU ESSEN

Nach einer Fastenzeit lernt man den Wert eines Essens erst wieder richtig schätzen, man isst dann wieder viel bewusster, man kaut ausgiebig, ganz im Sinne des Wortes »Mahlzeit«, das ja auf das alte Wort »mahlen« zurückgeht. Dieses Wort will uns also sagen, dass wir das Essen mit den »Mahlzähnen«, wie die Backenzähne auch genannt werden, im Mund zermahlen sollen und eigentlich erst dadurch den typischen Geschmack der einzelnen Speisen genießen können.

GUT GEKAUT IST HALB VERDAUT

Im Mund findet durch das intensive Kauen eine Art Vorverdauung statt. Durch das im Speichel enthaltene Ptyalin werden – aber nur bei intensivem Durchkauen und Zermahlen – die Kohlenhydrate in den Speisen aufgeschlossen, was den Magen-Darm-Trakt erheblich entlastet. Dies ahnten die Alten früher schon, und ihre Erfahrung schlug sich in dem Sprichwort nieder: »Gut gekaut ist halb verdaut!« Heute wäre stattdessen eher »Schlingzeit« angebracht, denn wir schlingen oft nur noch, um irgendetwas in den Magen zu bekommen, damit das Hungergefühl gestillt ist – sofern wir dieses überhaupt noch kennen.

Das Fasten hilft, »Mahlzeiten« bewusster aufzunehmen und gesünder zu essen.

Ein weiterer Zweck des Fastens ist das Abnehmen. Dies sollte aber wirklich nur ein angenehmer Nebeneffekt sein und nicht im Mittelpunkt stehen. Die verlorenen Pfunde werden uns »geschenkt«, wenn wir unsere »Hausaufgaben« richtig machen. Dieses Geschenk ist allerdings um so willkommener, da in den sogenannten Zivilisationsländern viele Menschen unter Übergewicht leiden, aber selten die Kraft aufbringen, entschieden dagegen anzugehen.

Abnehmen beim Fasten – ein angenehmer Nebeneffekt, aber nicht die Hauptsache!

DIE FASTENKUREN

Eine der Formen ist die Holländische Fastenkur (Seite 158), bei der – mindestens sechs Wochen lang – jeden zweiten Tag nur Dinkel gegessen wird.

Die Reduktionskur (Seite 159) wiederum schreibt drei Dinkeltage, einen Reistag und drei »normale« Tage vor. Auf dem Verzicht auf Eiweiß und Salz beruht schließlich der Erfolg der Reduktionswoche (Seite 165).

Holländische Fastenkur

Zur Gewichtsreduktion hat sich in Hildegard-Kreisen die sogenannte Holländische Dinkel-Fastenkur herumgesprochen. Ihr Name rührt von ihrer ersten Erprobung in Holland her. Sie dauert sechs Wochen.

1. Dinkeltag – jeden zweiten Tag

Essen Sie jeden zweiten Tag dreimal täglich nur Dinkel in irgendeiner Form mit Gemüse – also ganz vegetarisch –, als Getränk zwischendurch jede Menge Fencheltee.

Keine Reizstoffe

Alle Reizstoffe wie Kaffee, Schwarztee, Tabak usw. sollten Sie an diesen Tagen meiden, ebenso Eiweiß (außer dem Eiweiß im Dinkel und in den verschiedenen Gemüsearten natürlich).

2. Normaltag – zwischen den Dinkeltagen

Jeden zweiten Tag dazwischen können Sie ganz normal essen, was Sie wollen.

Halten Sie diese Kur sechs Wochen lang durch. Wegen der radikalen Umstellung auf Dinkelkost kommt es – da für den Körper ungewohnt – zu einer vollständigen Stoffwechselveränderung und zu einer Gewichtsreduktion.

Körperlicher Gewöhnungseffekt

In einigen Fällen kommt es – wie ich aus Hildegard-Kursen weiß – aber nur dann zu starker Gewichtsabnahme, wenn die Ernährung völlig auf Dinkelkost umgestellt wird. Wenn jemand sowieso schon über längere Zeit Dinkel gegessen hat, schlägt die Kur mit dem zweitägigen Wechsel zwischen Normalkost und Dinkelkost nicht mehr durch, weil ein körperlicher Gewöhnungseffekt eingetreten ist.

NUR UNTER FACHLICHER ANLEITUNG

Vollständiges Hildegard-Fasten sollten Sie unter fachlicher Anleitung durchführen, am besten in einer Gruppe Gleichgesinnter, kombiniert mit Meditation und körperlicher Betätigung. Für das Einzelfasten zu Hause – ebenfalls mit Wissen und unter ständiger Kontrolle eines Arztes oder Heilpraktikers – sollten Sie über einen längeren Zeitraum eine Reduktionskur vorziehen.

Mit der Holländischen Fastenkur hat vor Jahren ein Mann in Holland von 136 Kilogramm in vier Monaten ca. 40 Kilogramm abgenommen.

DINKELPRODUKTE IM FACHHANDEL

Die große Auswahl von Dinkelprodukten garantiert Ihnen eine abwechslungsreiche Fastenkur.

◆ Dinkelhörnchennudeln, Dinkelmakkaroni, Dinkelspaghetti, Dinkellasagne
◆ Dinkelkernrisotto, Dinkelbratlinge
◆ Dinkelkaffee, Dinkelsuppe, Dinkelzwieback
◆ Dinkelkörner, Dinkelschrot, Dinkelmehl, Dinkelgrieß

REDUKTIONSKUR

In meiner Praxis hat sich im Laufe der Zeit zur Reinigung des Körpers und zum Abnehmen die im Folgenden beschriebene Form herauskristallisiert. Diese Kur sollte mindestens drei, besser noch vier Monate lang durchgeführt werden. In dieser Zeit können Sie ganz normal arbeiten. Kleine individuelle Abweichungen, die in jedem Fall mit dem begleitenden Therapeuten abgesprochen werden sollten, sind selbstverständlich möglich.

1. GEKOCHTER DINKEL – DREI WOCHENTAGE

Viel Reis und Dinkel, aber kein tierisches Eiweiß – eine Entlastung für den Körper.

An drei Tagen in der Woche, d. h. an jedem zweiten Tag, wird nur gekochter Dinkel in irgendeiner Form – also als ganze Körner, als Schrot oder Grieß – gegessen, zusammen mit gekochtem Gemüse oder Obst, je nach Geschmack. Sowohl der Dinkel als auch das Gemüse werden ganz normal gewürzt. Es sollte richtig schmecken.

WAS SIE AN DIESEN TAGEN NICHT ESSEN DÜRFEN

An den Dinkeltagen sollten Sie weder Käse noch Fleisch, Wurst oder Schinken .verzehren. Auch Alkohol und Kaffee sind an diesen Tagen nicht angezeigt.

2. REISTAG MIT APFELMUS – EIN WOCHENTAG

Würzen Sie Reis und Apfelmus reichlich mit Zimt, da dieser den Geschmack verbessert – und auch gleichzeitig das Blut reinigt!

Ein weiterer Tag in der Woche sollte ein spezieller Reistag zur Entstauung des Körpers sein. An diesem Tag essen Sie dreimal ganz ohne Salz gekochten Reis, aber so viel, dass Sie satt werden, zusammen mit natursüßem Apfelmus. Dazwischen trinken Sie ausreichend ungesüßten Kräutertee oder nur abgekochtes Wasser. Durch das natursüße Apfelmus, das Sie zusammen mit dem Reis vermengt essen, merken Sie gar nicht, dass Salz fehlt; darauf beruht aber die stark entstauende Wirkung dieses Tages: Der Körper verliert jede Menge freier Flüssigkeit. An diesem Tag ist der Genuss von Joghurt verboten. Auch der Reis sollte langsam und genussvoll verzehrt, also gut gekaut werden.

3. Normale Ernährung mit kleinen Einschränkungen – drei Wochentage

.... ◆ ....

An den drei weiteren Tagen der Woche können Sie wie gewohnt essen, allerdings mit einigen kleinen Einschränkungen.

Vorsicht bei diesen Speisen

◆ **Meiden Sie strikt:** Konserven jeder Art, künstliche Konservierungsstoffe, künstliche Aromen und Farbstoffe – alles, was außerhalb und innerhalb des Körpers eine lange Zersetzungszeit benötigt und damit den Organismus belastet: Dazu gehören auch alle lang haltbaren Nahrungsmittel, z. B. H-Milch und andere H-Produkte.

◆ **Meiden Sie:** Aal und andere fette Fischsorten sowie Nüsse, außer süßen Mandeln (diese sind gut verträglich, aber im Hinblick auf ihren hohen Kaloriengehalt während der Kur nur mäßig zu genießen).

◆ **Möglichst meiden:** Schweinefleisch (-produkte), also auch Wurst und Schinken; Käse nur an den Normaltagen, und wenn, dann zusammen mit Mutterkümmel oder Mutterkümmelpulver.

◆ **Zu meidende Küchengifte:** Erdbeeren, Pfirsiche, Zwetschgen und Lauch sowie alle Reizstoffe, also Kaffee, schwarzer Tee, Tabak, Schnaps, Likör usw.

Der Essensplan für die Woche sieht also folgendermaßen aus:

Montag:	*Dinkeltag*
Dienstag:	*Normalkost*
Mittwoch:	*Dinkeltag*
Donnerstag:	*Reistag*
Freitag:	*Normalkost*
Samstag:	*Dinkeltag*
Sonntag:	*Normalkost*

Kauen Sie gründlich. Für jede Mahlzeit sollten Sie sich prinzipiell mindestens 25 bis 30 Minuten Zeit nehmen, da erst nach 20 Minuten ein Sättigungseffekt einsetzt und man sonst vorher schon zu viel gegessen hat.

MINDESTENS VIER WOCHEN

Sollte Ihnen dieser Fahrplan nach einiger Zeit zu anstrengend werden, reichen auch zwei Dinkeltage bei einem Reistag und vier Normaltagen. Aber am Anfang sollte schon mindestens vier Wochen lang die vorgeschlagene Form gewählt werden. Später könnten Sie den Mittwoch zum Reistag machen und am Donnerstag und Freitag zur Normalkost zurückkehren, vielleicht auch am Samstag und Sonntag. Natürlich können Sie die Kur auch im Wechsel durchführen, also:

**Bedenken Sie:
Am Wochenende
ist die Versuchung,
zu viel zu
essen, besonders
groß – deshalb
Vorsicht! Wichtig
ist jedenfalls,
dass Sie die
Kur nicht unter-
brechen.**

1 Dinkeltag
1 Normaltag
1 Reistag
1 Normaltag
1 Dinkeltag
1 Normaltag usw.

Mit diesem Kurverlauf haben Sie immer abwechselnd einen Samstag oder einen Sonntag als Normaltag.

Anfangs wird die Gewichtsabnahme stärker ausfallen, da dem Körper viel Gewebewasser entzogen wird. Dann tritt eine gewisse Stagnation ein, während in der letzten Phase wieder eine kontinuierliche leichte Reduktion zu verzeichnen ist. Jetzt heißt es durchhalten! Wer jetzt die Kur unterbricht, gefährdet den Erfolg!

WAS SIE BEI DER REDUKTIONSKUR
BEACHTEN SOLLTEN

ESSEN SIE VIEL JOGHURT

An jedem Kurtag, ob Dinkeltag oder normaler Tag – außer am Reistag -, sollten Sie mindestens zwei bis drei einfache Joghurt ohne Obsteinlagen essen. Bei stark übergewichtigen Patienten (mehr als 100 Kilogramm Körpergewicht) darf es auch mehr sein. Da sich der Körper während der Kur in einer starken Abbauphase befindet, sollten Sie darauf achten, dass er zwar alle Schlackenstoffe entsorgt, Eiweißverlust jedoch vermieden wird. Die Eiweißreserven des Körpers reichen nur für 24 Stunden, dann wird das Muskeleiweiß angegriffen. Im Dinkel und in verschiedenen Gemüsearten ist zwar Eiweiß enthalten, aber nicht in ausreichender Menge. Essen Sie daher häufig Joghurt – am besten mit rechtsdrehender Milchsäure L(+). Sie können auch den Joghurt in einer großen Milchflasche mit abgekochtem Wasser verschütteln und die Mischung dann als Trinkjoghurt nehmen. Die Menge des dazugegebenen Wassers richtet sich nach Ihrem Geschmack.

MÖGLICHST KEIN ALKOHOL

Trinken Sie ausreichend Wasser an den normalen Esstagen – möglichst nur abgekochtes oder Tee, besonders Fencheltee. Als Alternative empfiehlt sich – aber nur an den Normaltagen – eine herbe Apfelsaftschorle oder ab und zu Bier oder eine Weinschorle. Noch besser wäre es natürlich, wenn Sie während der gesamten Kur überhaupt nichts Alkoholhaltiges trinken würden. Ich spreche aber ungern Leuten ein striktes Alkoholverbot aus, die zwar keine Trinker sind, aber trotzdem ab und zu einmal ein Bierchen oder einen Wein genießen. Aus psychologischen Gründen ist ihr Kurerfolg eher gesichert, wenn sie etwas trinken dürfen und dennoch freiwillig darauf verzichten, als wenn es ihnen streng verboten wird und sie dann über die Stränge schlagen.

ETWAS WURST AN DEN NORMALTAGEN

An den Normaltagen dürfen Sie – wenn Sie es gewohnt sind – Fleisch oder Wurst bis maximal 150 Gramm oder stattdessen bis zu 250 Gramm Fisch essen. Als Zwischenmahlzeit: Äpfel in jeder Menge oder geröstete Dinkelkörner (Gofio), aber stets gut kauen!

FUSSBAD UND KREISLAUFMITTEL

Bei kalten Füßen sollten Sie öfters ein heißes Fußbad machen; dies regt auch die Durchblutung der herzfernsten Punkte an. Das Fußbad sollte mindestens zehn Minuten dau-

Wenn Sie nur sehr schwer auf Ihr »Grundnahrungsmittel« Bier verzichten können, so sind hier kleine Zugeständnisse möglich. Auch Hildegard hat das Bier recht positiv beurteilt. Es ist schließlich gekochtes Wasser – viel bekömmlicher als »rohes« Wasser, sagt sie uns an verschiedenen Stellen.

ern, gerade abends vor dem Schlafengehen. Ein Kreislaufmittel sollte zur Stabilisierung des geforderten Organismus auch während der gesamten Kur regelmäßig eingenommen werden – entweder das bisherige oder ein Gläschen Herzwein.

VIEL BEWEGUNG

Bewegen Sie sich ausgiebig – an jedem Tag! Wenn Ihnen Ihre Berufstätigkeit keine Gelegenheit dazu gibt, sollten Sie lange Spaziergänge machen. Durch die regelmäßige Bewegung wird überschüssiges Gewebe abgebaut, nicht jedoch das Eiweiß der Herzmuskulatur. Zudem fördert sportliche Betätigung – vor allem an der frischen Luft – nicht nur Ihr körperliches, sondern auch Ihr seelisches Wohlbefinden.

TRINKEN SIE REICHLICH

Trinken Sie morgens zunächst nur Wasser, und warten Sie dann mit dem Frühstück ca. eine Stunde – das fördert den Entschlackungsprozess!

Während der ganzen Kur sollten Sie täglich, auch an den Tagen der Normalkost, mindestens zwei bis drei Liter abgekochtes Wasser trinken oder aus der gleichen Menge einen Tee zubereiten. Der genaue tägliche Bedarf richtet sich nach dem Ausgangsgewicht. Man rechnet ca. 35 Gramm Wasser pro Kilogramm Körpergewicht. Durch den Entschlackungsprozess werden die Nieren verstärkt beansprucht; deshalb besteht zusätzlich ein erhöhter Flüssigkeitsbedarf.

Morgens sollten Sie nüchtern einen halben bis einen Liter trinken; frühstücken Sie erst ein bis zwei Stunden danach. Den Rest des Wassers können Sie dann regelmäßig über den Tag verteilt trinken.

Wenn Sie unmittelbar nach dem »Wasserfrühstück« etwas essen, verursachen Sie meist Stauungen im Körper. Warten Sie dagegen einige Zeit, kommt es durch das »leere« Wasser zu einer starken Ausscheidung über die Nieren, so dass ein wirkungsvoller Reinigungseffekt erzielt wird.

Das Wasser für den nächsten Tag sollte am Abend vorher 10–15 Minuten lang abgekocht werden. Getrunken wird es warm oder mit Zimmertemperatur, aber niemals eiskalt aus dem Kühlschrank!

REDUKTIONSWOCHE

Als Alternative zum Fasten in der Gruppe oder zur großen Reduktionskur können Sie auch ab und zu daheim eine Reduktionswoche einlegen.

TAGESPLAN FÜR DIE REDUKTIONSWOCHE

◆ **Am Morgen:** Nehmen Sie morgens einen Teelöffel Flohsamen mit viel abgekochtem Wasser.

◆ **Zum Frühstück:** Trinken Sie zum Frühstück viel Tee, speziell Fencheltee, dazu ein bis zwei Äpfel (oder nach Bedarf mehr), die möglichst schon »hildegardisch« schrumpelig sein sollten.

◆ **Am Vormittag:** Essen Sie am Vormittag eventuell nochmals einen Apfel.

◆ **Zum Mittagessen:** Essen Sie mittags eine dünne Dinkelgrießsuppe, mit etwas Gemüse nach Geschmack. Als Nachtisch (wenn Sie noch nicht satt sind) einen einfachen Joghurt mit rechtsdrehender Milchsäure (kein Obstjoghurt) .

◆ **Am Nachmittag:** Gönnen Sie sich am Nachmittag nochmals Apfel und Tee.

◆ **Am Abend:** Am Abend gibt es Apfel, Tee und Joghurt. Joghurt niemals eiskalt aus dem Kühlschrank, sondern zimmerwarm.

◆ **Tagsüber:** Trinken Sie tagsüber viel, bei leichtem Schwächezustand ein Gläschen Herzwein, speziell am Vormittag um zehn Uhr und am Nachmittag um 16 Uhr.

Dinkel, Gemüse, Apfel, Tee, wenig Joghurt und kein Salz – wenn Sie diese Kur eine Woche lang durchhalten, purzeln nicht nur Ihre Pfunde, vielmehr werden Sie sich durch die enorme Entschlackung vollkommen gereinigt und wohl fühlen.

Die Gewichtsreduktion beruht nicht nur auf der Kalorienverminderung und der Meidung von tierischem Eiweiß (bis auf ein oder zwei Joghurt pro Tag), sondern vor allem auch auf dem konsequenten Verzicht auf Salz. Außer in der mittäglichen Dinkelsuppe führt man die ganze Woche dem Körper kein Salz zu.

Die Reduktionswoche wirkt stark entschlackend und gewichtsreduzierend. Sie können dabei fast normal arbeiten.

Anhang

························ ◆ ························

LITERATUR, QUELLEN

HILDEGARD VON BINGENS WERKE
Der Mensch in der Verantwortung. Das Buch der Lebensverdienste – Liber Vitae Meritorum. Herder Verlag. Freiburg 1994

Scivias – Wisse die Wege. Eine Schau von Gott und Mensch in Schöpfung und Zeit. Herder Verlag. Freiburg 1992

Ursachen und Behandlung der Krankheiten. Causae et curae. Haug Verlag. Heidelberg 1992

Baseler Hildegard-Gesellschaft (Hrsg.): Heilige Hildegard Dinkelkochbuch. Econ Verlag. Düsseldorf 1994

WEITERE AUTOREN
Braun, Hans: Heilpflanzen-Lexikon. Wirkungen, Verordnung, Selbstmedikation. Fischer Verlag. Stuttgart 1994

Furlenmeier, Martin: Wunderwelt der Heilpflanzen. Rheingauer Verlagsgesellschaft. Zürich 1978

Granau, Eduard: Hildegard von Bingen. Prophetische Lehrerin der Kirche an der Schwelle und am Ende der Neuzeit. Christiana-Verlag. CH-Stein am Rhein 1991

Hertzka, Gottfried: Kleine Hildegard-Apotheke. Christiana-Verlag. CH-Stein am Rhein 1993

Hertzka, Gottfried: So heilt Gott. Die Medizin der hl. Hildegard von Bingen als neues Naturheilverfahren. Christiana-Verlag. CH-Stein am Rhein 1992

Hertzka, Gottfried: Das Wunder der Hildegard-Medizin. Christiana-Verlag. CH-Stein am Rhein 1991

Hertzka, Gottfried/Strehlow, Wighard: Grosse Hildegard-Apotheke. Bauer Verlag. Freiburg 1993

Hertzka, Gottfried/Strehlow, Wighard: Küchengeheimnisse der Hildegard-Medizin. Ratschläge und Erkenntnisse der heiligen Hildegard von Bingen über die Heilkraft unserer Nahrungsmittel. Bauer Verlag. Freiburg 1993

Madaus, Rolf: Lehrbuch der biologischen Heilmittel. 3 Bde. Olms Verlag. Hildesheim 1985

Pahlow, Manfred: Das große Buch der Heilpflanzen. Gesund durch die Heilkräfte der Natur. Gräfe und Unzer Verlag. München 1993

Pschyrembel, Willibald: Klinisches Wörterbuch. Walter de Gruyter Verlag. Berlin 1994

Pschyrembel, Willibald: Wörterbuch Naturheilkunde. Walter de Gruyter Verlag. Berlin 1996

Pukownik, Peter: Hildegard-Almanach der Jahreszeiten. Rezepte – Brauchtum – Lebensweise – Naturheilmittel – Kalendarium. Pattloch im Weltbild Verlag. Augsburg 1994

Pukownik, Peter: Hl. Hildegard – Heilfasten. Gesundheit für Körper und Seele. Pattloch im Weltbild Verlag. Augsburg 1992

Pukownik, Peter: Hl. Hildegard: Rheuma ganzheitlich behandeln. Pattloch im Weltbild Verlag. Augsburg 1994

Tabernaemontanus-Bauhimus, Jacobus Theodorus: Kräuterbuch. Kölbl Verlag. München 1993

ADRESSEN

························ ◆ ························

DIE ZEITSCHRIFTEN DER DREI HILDEGARD-VEREINE

1. »Hildegard-Heilkunde«,
   Mitteilungsblatt des
   »Förderkreises Hildegard von Bingen e.V.«,
   D-78464 Konstanz

2. »Hildegard-Zeitschrift«,
   Mitteilungsblatt der
   »Internationalen Gesellschaft Hildegard von Bingen«,
   CH-6390 Engelberg

3. »St. Hildegard-Kurier«,
   Mitteilungsblatt des
   »Bundes der Freunde Hildegards eV«,
   A-5084 Grossmain bei Salzburg

BEZUGSADRESSEN FÜR HILDEGARD-MITTEL
(Gesamtsortiment)

1. Jura Naturheilmittel,
   Nestgasse 2, D-78464 Konstanz,
   Tel.: 07531/31487

2. Sankt Hildegard Posch GmbH,
   Am Weinberg 23, A-4880 SI. Georgen,
   Tel.: 07667 / 361

3. Hildegard Naturdrogerie,
   Aeschenvorstadt 25, CH-4051 Basel,
   Tel.: 061 / 2799151
   Mail: hildegard.naturdrogerie@dropa.ch

Stichwortverzeichnis

Heilmittel und Rezepte

BILDNACHWEIS

9, 11, 13, 15, 16, 19, 25, 67,129 © akg-images; 22 Erdbeere: © Catarina Be-lova/shutterstock; 22 Heidelbeere: © FotograFFF/shutterstock; 22 Lauch: © Graeme Dawes/shutterstock; 22 Pflaume: © gigo/shutterstock; 27: © Zeljko Radojko/shutterstock; 41: © Chubbster/shutterstock; 45: © 2265524729/shutterstock; 47: © Ervin Monn; 50: © Dream79/shutterstock; 55: © Pack-Shot/shutterstock; 60: © yankane/shutterstock; 65: © Andrei Ryba-chuk/shutterstock; 70: © Lijuan Guo/shutterstock; 74: © Lumir Jurka »Lumis«/shutterstock; 79: © LianeM/shutterstock; 84: © D. Kucharski & K. Kucharska/ shutterstock; 87: © Hitdelight/shutterstock; 91: © inacio pires/shutterstock; 102: © kanusommer/shutterstock; 108: © Vasilius/shut-terstock; 113: © Lawrence Wee/shutterstock; 119: © wjaek/shutterstock; 122: © LianeM/shutterstock; 131: © Elena Elisseeva/shutterstock; 136: © Geanina Bechea/shutterstock; 141: © Krzysztof Slusarczyk/shutterstock; 149: © Leonid Shcheglov/shutterstock

HINWEIS

Das vorliegende Buch ist sorgfältig erarbeitet worden. Dennoch erfolgen alle Angaben ohne Gewähr. Weder Autor noch Verlag können für eventuelle Nachteile oder Schäden, die aus den im Buch gemachten praktischen Hinweisen resultieren, eine Haftung übernehmen.

1. Auflage 2013

Verlag Via Nova, Alte Landstr. 12, 36100 Petersberg
Telefon: (06 61) 6 29 73 · Fax: (06 61) 96 79 560
E-Mail: info@verlag-vianova.de
Internet: www.verlag-vianova.de / www. transpersonale.de

Umschlaggestaltung: Guter Punkt, München
Druck und Verarbeitung: Appel & Klinger, 96277 Schneckenlohe

ISBN 978-3-86616-232-7

Weitere Bücher aus dem Verlag Via Nova:

Das Heilwissen der Hl. Hildegard von Bingen
Ernährungsheilkunde, Heilmittel,
Anwendung bei verschiedenen Krankheiten, Heilfasten
Peter Pukownik

Hardcover, 288 Seiten, ISBN 978-3-86616-205-1

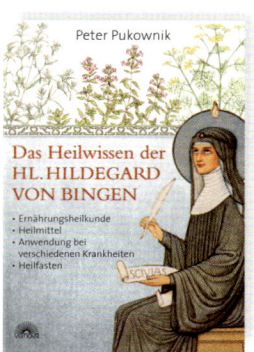

Die Lehren der heiligen Hildegard von Bingen sind heute noch genauso aktuell wie vor 1000 Jahren. Dabei zählt die richtige Ernährung zu dem größten Heilmittel – und auch die Art und Weise, wie die Nahrung dem Körper zugeführt wird. Die Basis der Hildegard-Heilkunde besteht vor allem aus Dinkel, Fenchel und den Gewürzen Galgant, Quendel und Bertram. Zusammen mit der geistigen Einstellung zu sich selbst, seiner Umwelt und dem Weltenschöpfer sowie dem richtigen Maß – der Diskretio – kann Gesundheit erlangt und aufrechterhalten werden. Wichtig ist zudem die Reinigung von Körper und Geist, durch Heilfasten, Aderlass und Schröpfen, durch Meditation, Gebet und Entspannung.

Gesund durch das Jahr mit der
HL. HILDEGARD VON BINGEN
Almanach der Jahreszeiten
Rezepte, Brauchtum, Lebensweise, Kräuterkunde, Naturheilmittel, Kalendarium
Peter Pukownik

Hardcover, 240 Seiten, 125 mehrfarbige Abb., ISBN 978-3-86616-217-4

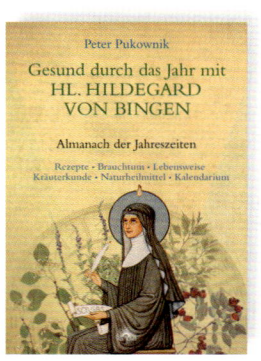

Die Heilkunde der hl. Hildegard von Bingen ist vielfach erprobt, z.T. wissenschaftlich bewiesen, hat sich bewährt und viele Heilprozesse gefördert. Sie zeigt Zusammenhänge zwischen Mensch und Kosmos auf, die unterschiedlichen Wirkungen der energetischen Schwingungen von Kräutern, Früchten, Mineralien und Metallen auf den menschlichen Körper, auf Seele und Geist. Der Hildegard-Experte Peter Pukownik gibt in diesem Handbuch aus seinem umfangreichen Wissen und seiner Erfahrung wertvolle Informationen und Anregungen – auch anhand zahlreicher Hildegard-Zitate –, sich im Rhythmus der Jahreszeiten gesund zu ernähren, Körper und Geist zu reinigen und zu heilen. Der übersichtliche monats- und sachbezogene Aufbau, anschauliche Abbildungen und klare Rezepte erleichtern die tägliche Anwendung und fördern stetig Gesundheit und Wohlbefinden der interessierten (engagierten) Leser.

Naturheilkunde
Heilmethoden und Therapievorschläge zur Selbstbehandlung
für über 200 Krankheiten
Dr. Kirsten Eckhardt

Hardcover, 272 Seiten, ISBN 978-3-86616-233-4

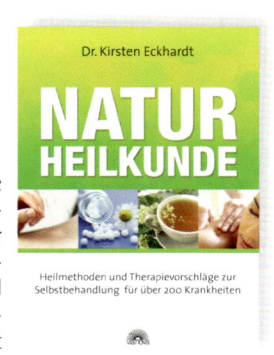

Die Ärztin Dr. Eckhardt bietet allen interessierten Lesern ihre umfassende langjährige Erfahrung aus ihrer naturheilkundlich orientierten Praxis an und damit viele bezahlbare Möglichkeiten, Krankheiten mittels Naturheilverfahren selbst zu behandeln oder eine Therapie zu unterstützen. Hier werden die Grundlagen der wichtigsten naturheilkundlichen Methoden dargestellt, eine Übersicht der wichtigsten Homöopathika und Kräuter, die man in seiner Hausapotheke vorrätig haben sollte und wichtige Patienten-Fragen beantwortet: Wann setzt man welche homöopathische Potenz ein? Wie führt man die verschiedenen Wickel richtig durch? Wie verarbeitet man Kräuter zu Salben und Teemischungen? Dieses Handbuch enthält eine Vielzahl von Therapievorschlägen für über 200 Erkrankungen und sollte in keinem Haushalt fehlen.

Wohlfühlhormon Serotonin – Botenstoff des Glücks
Der körpereigene Aufbau durch native Ernährung
Rolf Ehlers

Hardcover, 288 Seiten, ISBN 978-3-86616-208-2

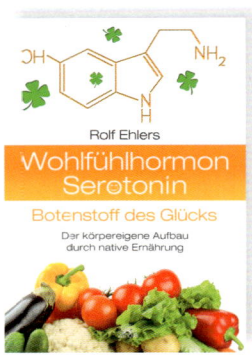

Das unverzichtbare Schlüssel- und Wohlfühlhormon Serotonin ist der zentrale Botenstoff, der in uns Menschen eine mental-hormonelle Balance, Gesundheit und damit Lebensglück bewirkt. Rolf Ehlers stellt in diesem Buch das Aminas-Prinzip vor, das er entdeckt und entwickelt hat, und begründet umfassend und überzeugend, dass mit dem Verzehr nativer Kost auf leeren Magen Serotonin zuverlässig auf natürliche Weise im Gehirn aufgebaut und im gesamten Körper sowie auch seelisch wirksam wird. Fachleute haben seine Erkenntnisse zu Recht als bedeutendste Entdeckung auf dem Gebiet der gesunden Ernährung in den vergangenen Jahren bezeichnet.

Ganzheitlich entgiften und entschlacken
Die 8-Kräuterkur für ein gesundes Leben
Bettina Lindner

2. Auflage

Paperback, 144 Seiten, 30 mehrfarbige Fotos, ISBN 978-3-86616-219-8

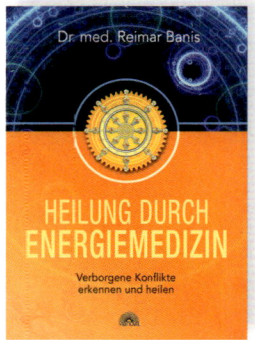

Tausende haben in den letzten Jahrzehnten hervorragende Erfahrungen mit einem speziellen 8-Kräutertee gemacht. Sogar Schwerkranke verbessern ihren Zustand meist deutlich mit dem Rezept der Ojibwa-Indianer Kanadas, auf deren Wissen diese Kräutermischung beruht. Der Tee ist in der Lage, Krankheiten vorzubeugen oder zu heilen, weil er intensiv entsäuert, entgiftet, entschlackt. Dadurch wird auch das Immunsystem gestärkt. Dieses Buch macht Hoffnung, indem es traditionelles Gesundheitswissen in die heutige Zeit bringt. Es erklärt nicht nur die Entdeckung des Tees vor mehr als 80 Jahren, sondern auch, warum diese spezielle Zusammensetzung der Kräuter so wirkungsvoll ist. Besonders berührend sind die Erfahrungsberichte der Anwender, die aufzeigen, dass die tägliche Vitalität und geistige Frische durch Entgiftung extrem verbessert werden kann.

Heilung durch Energiemedizin
Verborgene Konflikte erkennen und heilen
Dr. med. Reimar Banis

Hardcover, 336 Seiten, 180 mehrfarbige Abb., ISBN 978-3-86616-215-0

Große seelische Konflikte rauben Lebensenergie und beeinträchtigen erheblich unser Denken, Fühlen und Handeln. Der Autor, Heilpraktiker und Arzt mit Schwerpunkt Naturheilverfahren, zeigt in diesem Buch, auch an zahlreichen Fallbeispielen, wie mithilfe einer von ihm entwickelten alternativmedizinischen Methode, der Psychosomatischen Energetik (PSE), sowie homöopathischer Komplexmittel solche Konflikte, auch Traumata, erkannt und aufgelöst, Selbstheilungskräfte ausgelöst werden. Hier werden auch die Geschichte der Seelenforschung und ein neues Weltbild skizziert, das naturwissenschaftliche, schamanistische und tiefenpsychologische Erkenntnisse verbindet, die individuelle Seele als Erscheinungsmoment eines Reifeprozesses deutet.

Karten der Selbstheilung
100 farbige Karten mit Begleitbuch
Illustrationen von Petra Kühne
Chuck Spezzano

ISBN 978-3-86616-209-9

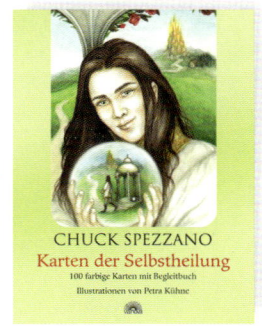

Die Karten der Selbstheilung sind eine große Hilfe, denn sie geben jedem die Möglichkeit, unterbewusste Muster zu erkennen und aufzulösen, die oft Ursache von Krankheiten und Problemen sind. Die Karten der Selbstheilung sind nach bewährter Manier in fünfzig positive und fünfzig negative Karten unterteilt, und wie schon bei den Karten des Lebens und den Karten der Partnerschaft hat die Künstlerin Petra Kühne wunderbare kleine Kunstwerke geschaffen, die die Aussagen der Karten mit Leben erfüllen. Ein Begleitbuch erläutert die Bedeutung der Karten, macht Vorschläge für mögliche Legungen und stellt zudem heilende Übungen vor, die helfen, die Ursachen von Krankheiten und Problemen zu erkennen und aufzulösen.

Heilung beginnt im Herzen
Die inneren Kräfte wecken, um Körper und Seele zu heilen
Chuck Spezzano

Hardcover, 240 Seiten, ISBN 978-3-86616-140-5

3. Auflage

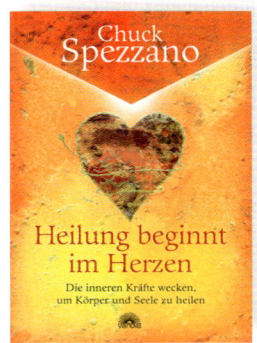

Das neue Buch des bekannten Lebenslehrers Dr. Chuck Spezzano gibt dem Leser grundlegende Prinzipien und Methoden an die Hand, um sich von allen Formen von Krankheit und Schmerz zu befreien. Es ergründet nicht nur die Wurzeln dessen, was Krankheiten und Schmerzen erzeugt, sondern zeigt darüber hinaus praktische Wege, wie man die dem eigenen Herzen und Geist innewohnende Kraft nutzen kann, um Krankheiten zu heilen und Schmerz aufzulösen.

Heilung und Neugeburt
Aufbruch in eine neue Dimension des Lebens
Barbara Schenkbier / Karl W. ter Horst

Hardcover, 272 Seiten, 30 Fotos, 10 Grafiken, ISBN 978-3-936486-57-5

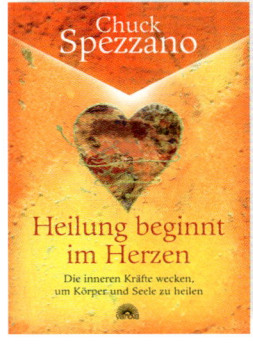

Immer mehr Menschen suchen Auswege aus Einsamkeit und Trauer, Isolation und Sinnkrise. Sie sehnen sich nach Wärme und Licht, einem Aufbruch ins Leben, dem erneute Enttäuschungen und Niederlagen erspart bleiben. Barbara Schenkbier und Karl W. ter Horst geben anregende Impulse für den Aufbruch in eine neue Dimension des Lebens, für die spirituelle Neugeburt des Menschen. Diese Impulse sind begleitet von wegweisenden Ratschlägen für die Heilung von Seele und Körper. Die Autoren schöpfen aus der spirituellen Erfahrung einer neuen Dimension der Heilung und der Geschichte ganzheitlicher Heilverfahren aus dem göttlichen Feld. Die spirituelle Heilung wird ausführlich dargestellt. Mit einer bisher unveröffentlichten evolutions-psychologischen Methode ermöglichen sie dem Leser überraschende Einblicke in die verschlungenen Verläufe seiner eigenen Entwicklung. Alles Mitmenschliche und Kraftspendende, das dabei ans Licht des Bewusstseins dringt, bewerten die Autoren als Quellen von Heilung und Glück.

Medizin die JEDEN angeht
Schulmedizin und alternative Heilverfahren als Partner
Dr. med. Richard Harslem

Paperback, 208 Seiten, ISBN 978-3-86616-204-4

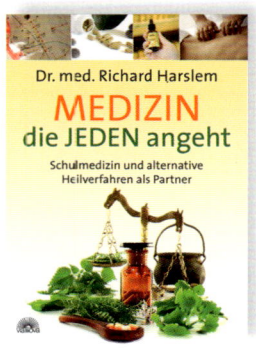

Auf der Grundlage neuester wissenschaftlicher Erkenntnisse der Physik, der Hirn- und Placeboforschung zeigt dieses Buch anhand einfacher Alltagsbeispiele den gemeinsamen Nenner aller Heilmethoden sowohl der Schulmedizin als auch alternativer Heilverfahren auf: Der Patient muss im Mittelpunkt stehen, eine optimale Kommunikation zwischen ihm und dem behandelnden Arzt/Heiler wird die beste Heilmethode finden. Dieses dargestellte „menschenwürdige" Medizinverständnis und die zahlreichen, praktisch umsetzbaren Informationen sind für alle, die mit dem Gesundheitswesen und der Gesundheitserziehung zu tun haben, von großer Bedeutung, interessant und lesenswert, aber auch für alle, die gesund werden wollen! So können die Heilungschancen der einzelnen Patienten erhöht werden. Die Erkenntnisse des Autors wollen einer besseren Volksgesundheit dienen und Kosten senken.

Hand und Fuß – Quellen der Heilung
Eine völlig neuartige Reflexzonen-Massage
Friedrich Butzbach

5. Auflage

Paperback, 192 Seiten, 70 Grafiken und Zeichnungen, ISBN 978-3-86616-138-2

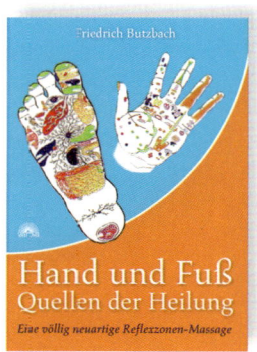

In einer über dreißigjährigen Praxis erwuchsen dem Autor neue Erkenntnisse der Fußreflexzonenmassage, besonders an den großen Zehen. Er fand hier über 40 Reflexpunkte der Hirnreflexe, über die schnellere und intensivere Reaktionen ablaufen. Dazu kommen noch rund 20 neu gefundene Reflexpunkte, die zum Beispiel den Augeninnendruck, Herpes und Gürtelrose, hohen Blutdruck, Herzbeschwerden, Asthma oder Zahnschmerzen sehr schnell und effektiv positiv beeinflussen. Die Massage eines von ihm gefundenen Reflexpunkts kann selbst sehr alte Schockerlebnisse aus dem Unterbewusstsein in das Bewusstsein bringen und die dadurch entstandenen Belastungen und Blockaden abbauen. Genaue Beschreibungen und viele Skizzen und Schaubilder machen nicht nur die Lokalisierung der Reflexpunkte und die Art der jeweils erforderlichen Massage klar, sondern sind vom Autor auch ausdrücklich als Möglichkeit zur Selbsthilfe für sich und vor allem zur Anwendung bei Kindern gedacht.

Fahrplan Gesundheit
Die universellen Heilprinzipien der Natur
Dr. med. Jürgen Freiherr von Rosen

Hardcover, 112 Seiten, 20 mehrfarbige Fotos, ISBN 978-3-86616-216-7

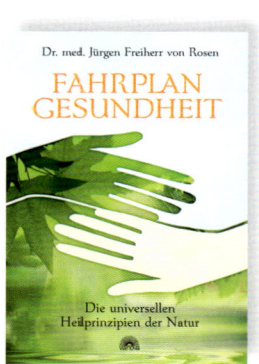

Dieses Buch regt an, sich umfassend mit den universellen Heilprinzipien der Natur zu beschäftigen und mit deren Kenntnis neue Wege zu gehen und neue Verhaltensweisen einzuhalten, um eine optimale Gesundheit zu erreichen. Der Autor ist der Überzeugung, dass nachhaltige Gesundheit und Leistungsfähigkeit bis ins hohe Alter möglich sind. Er stellt eine Vision vom optimalen Gesundsein vor, die er selbst vorlebt. Alle wichtigen Grundprinzipien einer gesunden Lebensweise werden dargestellt. Zum Beispiel: Ernährung, Ausdauersport, Schlaf und Schlafplatz, Heilung von Blockaden, Intuition, geistige Einstellung. Dieses Buch gibt dem Leser überzeugende und wirksame Ratschläge, auch wie man entsprechende Kosten sparen kann.